無限振子

精神科医となった自閉症者の声無き叫び

Lobin H. 著

協同医書出版社

私に当り前な事　　他の人に当り前な事
いつも違う　　どこか違う　　何が違っているのか・・・？

何となく　それを感じていても　　正体が突き止められない
私は　ただ　佇《たたず》むだけ　　何を　どうしていいのか・・・？

変わった子だとか　　おかしい子だとか　　社交辞令で個性的？

だけど　私も　それなりに　　むしろ　必死で合わせようとした
ずっと　それを繰り返していたら　　やがて“私”は居なくなってた

“私”は　それから幾月年《いくつきとせ》　　閉じ込められ続けて来た
周り中は　黒い四角　　真っ黒い　分厚い四角・・・

でも人間に　生まれて来たから　生活しなければ

黒く厚い四角を飛び越え　　人間の生活しているのは
私ではなく　“彼”や　“彼女”や　　辛うじて　受け入れられる“仮面”

そして　黒い四角は　益々、分厚くなって行くに任せ
その中の“私”は　全く　忘れられる存在となった

今は　とても小さくなった“私”を発見したけれど
“彼”や　“彼女”は活躍し過ぎ　　皆に受けるのは　“仮面”ばかり

(Lobin H.)

目　次

推薦の言葉
《知的な能力が高くても自閉症の人が困っていることを正しく伝えてくれる本》

中京大学現代社会学部（発達臨床心理学）
特定非営利活動法人 アスペ・エルデの会 CEO
辻井　正次

私は、この本の著者のLobinさんと何度かご一緒したことがある。何年か前、知り合いの先生に招かれてLobinさんが住む地方へ講演に行った際のことである。新幹線を乗り継ぎ、駅に着いたときは一面の雪景色であった。その地域ではあたり前のことでも、生粋の名古屋人の私にとっては震え上がるような寒さであった。

講演会場で、講演が終わった後で、私に会いたいという当事者の人がいるので、ということで紹介され、Lobinさんとお会いした。Lobinさんは、その時は講演会でお疲れだったのもあり、いろいろなステキなグッズで感覚をなだめていた。精神科医をやっているということで、それまでも何人かの医師や精神科医をしている当事者の方とはお会いしてきているのだが、とりわけ魅力的な方だなあと思った覚えがある。その後、何度かお会いすることがあり、本を書こうと思っていることなどは聞いていたが、やっと書き上げられたのが本書である。

この本はいろいろな意味で大きな示唆を、自閉症に関わるすべての人に提供している。特に、一見、適応的でうまくやっているように見える「受動型」の人たちが、実は生活のなかでの大きな困難を抱えていることなど、まさに、これから自閉症の支援に関わる人たちが理解していかなければならないことが描かれている。特に、女性の自閉症スペクトラム（ASD）の人たちが自分を守るためのスキルを教えていかないといけないということに関しても、示唆を与えている。

自閉症が、多因子疾患モデルの障害で、複数の関連遺伝子が関与し、環境的な影響ももちつつ発現していくものであることが明らかになり、スペクトラム（連続体）という視点で見ていく必要性があることが専門家の中でのコンセンサスとなっている。自閉症であっても、認知的な情報処理に長《た》けている人も少なくなく、医師や薬剤師など、資格試験を通過するとなれる、仕事の中身がわりと型を覚えるとうまくいく要素があるような職種に就いている場合に珍しくないことがわかってきた。早期にそうした自閉症の障害特性に気づかれて育てられた場合には、自分の個性にあった行動の工夫の仕方を学ぶことで、少なくとも困った場合に他者に助けを求めることなど、必要なスキルを身につけて社会のなかで、課題はありながらも生活をしていくことになる。しかし、成長過程で気がつかずに育てられると、間違った行動の修正の仕方を教えられずに、ダメな行動をするダメな人というような自己理解の歪みなども生じやすく、二次的な問題を積み重ねることも少なくない。

Lobinさんの場合、かなり危うい人生の歩き方をしてきたように思われる。社会一般が大人になると自然にわかる、という感覚のなかで、具体的に教えていかない内容について、Lobinさんは尽く《ことごと》引っかかっている。特に他者との関係の持ち方やつながり方に関して、男性との関係での困り方は、Lobinさんのもつ特性を理解していないと「だらしない」という不適切な形容を受けることになってしまう。受動型のASDの女性が、嫌なときに嫌と言うことや、困ったら相談することなど、生活や生命の危険に差し障るものであっても、気がつかないことがあることはLobinさんから教えられることでもあるのだろう。実は、受動型のASDの人たちが、消費者被害や結婚詐欺、風俗女性に騙されるなどの被害があることがやっと最近になってわかってきたことともつながる。

実は、この本のように、ASD当事者が自分の過去の、それも外傷的な記憶を書くことは、書いていてフラッシュバックしてしまうことが多く、本当に身を削る思いで取り組むものになってしまう。しかし、私たちがASDの人たちの内的体験を知るためには、こうしてLobinさんの綴った想いから知ることが必要である。今後の受動型で適応的なASDの人たちの支援のために、本書は多くの貢献をすることであろう。さらに、今後のLobinさんには、今までわからなくて失敗してきた場面で、こうしたらうまく対処ができるというような経験をまとめていただけるといいなあと思う。中年のASDの人たちが、自分で工夫がたくさんできる未来を生きて欲しいものだと思う。

辻井　正次

私と、“私”。（序文に代えて・・・）

この本を手に取って戴いて、このページを開いて下さっている方、有難うございます。どうか、もう少し、もう少しだけでも、先を読んでみて下さい。

“私”は自閉症です。そして、私は精神科医でもあります。こんな風に言うと、自閉症者の成功体験記の様に思われるかも知れませんが、この本はそういうものではありません。“私”は、自分の事を、とんでもない失敗作、不良品だと思っています。私の様な人間を、これから一人でも作らない為に、この本を書こうと思ったのです。

現在、日本でも翻訳物を含め、自閉症（知的障害を伴う自閉症・高機能自閉症、アスペルガー症候群、広汎性発達障害、etc. 様々な呼び名がある。）についての出版物は沢山あります。医者・専門家に向けてのもの、親や教育者・更に当事者に向けてのマニュアル、当事者の自伝、等《など》と、かなり網羅されていると言っても良いと思います。私は、手に入る限りの、その殆《ほとん》どの本を読んで来ましたし、同業者（精神科医）や教育関係者等との関わりを通じて、まだまだ足りないものがあると感じたのです。そこで、これまでの成書で欠けている所を、私が補える可能性があるのではないかと考え、自分で執筆する事を決心しました。

私は、本当に、極端に言えば生まれた頃から「変わっている」と言われ続けて来ました。でも、それだけでした。その為に、酷いいじめにも遭いましたし、騙される様な事も多かったですが、誰も、その様な事には気付かず、自分自身でさえも、支援が必要だとは思い付きもしませんでした。詳細は後《のち》の本文で述べますが、そこには、私の知能の高さと、自閉症の専門用語で言う「受動型」※注という特性が、“私”にしたら、負のカムフラージュになっていたのだと、今では思います。成績が良く、表立った問題行動が無ければ、親や教師から見れば、多少、変わった所があったとしても、優秀な子供としか映らないのです。私自身は私なりに、いつも何となく、他の人との‘ズレ’は感じていました。そして私なりに、その‘ズレ’を無くしたいと思いました。でも、そうやって努力すればする程、益々‘ズレ’は大きくなって行くばかりでした。・・・。私は、必死で、文字通り必死で、周りに合わせようとしました。でも、全然、合いませんでした。そうして行く内に、私は“私”を、どんどん捨てて行きました。無意識の内に、ひたすら、皆に好かれていると思われる人の真似をして行動する様になったのです。“私”は最早《もはや》、居なくなり、色々な場面の色々な人たちを模倣した、継ぎはぎだらけの、おかしな人格が出来上がってしまったのです。その人格を、私は“仮面”と呼びます。この言葉は、世界で二番目に自閉症者の自伝を出版したドナ・ウィリアムズの訳書『自閉症だったわたしへ』(新潮社)(原題：NOBODY NOWHERE）から引用したものです。私の“仮面”は大きく分けると二種類あります。最初に出来た“仮面”は、冷静で理屈っぽく、皆に笑われない為の威厳を保つ様な“仮面”でした。これを私は“彼”と呼びます。“彼”は、かなり早くから登場していたと思います。自分が笑われていると自覚する様になった、殆ど物心付いた頃からだと思います。一方、段々、年齢が進み、もっと社交性が必要になって来ると“彼女”が登場しました。“彼女”は、よく笑い、よく話し、何にでも良い顔をするイエスマンでした。勿論“彼”と“彼女”の中間位《くらい》の移行形はありますが、私は主にこの二種類を使い分けながら生活して来ました。どちらも“私”とは似ても似つかないのですが、そもそも“私”の存在は忘れ去られている訳ですから、自分でもそんな事に気付きもしませんでした。でも、自覚がなくても(いや、自覚がないからこそと言うべきか。）常に自分以外の者として生活して行くのは、とても疲れる事でした。自分でも何だか解らない疲れが溜まって行き、徐々に私は、うつ状態になりました。生きて行くのは余りに大変で、私は小学校高学年の頃には、死ぬことが一番の夢になっていました。でも、親や、その他これまで私が関わった全ての人の事を考えると、私が死ぬ事によって大なり小なり、その人たちの人生に影響を与えてしまう事を考えると、自ら死ぬ事は出来ませんでした。それでも、日常生活は続いて行きます。“彼”は親を喜ばせる為に良い成績を取り、“彼女”は ひたすら明るく振舞い、“彼”は知識欲を満たし親・親族にも不満を持たせない為に医学部に進学し、“彼女”は男性経験をし同棲し、“彼”は医者になって仕事をし親の相談にアドバイスし、“彼女”は結婚した。結婚生活は、専《もっぱ》ら“彼女”が担当し、仕事は何とか“彼”がこなして行きましたが、やがて、私の疲れが、何もかもを上回る時が来た・・・。ある年の5月12日、正確には13

日早朝、私は死にました。三日間、生死の境を彷徨《さまよ》い、結局、私は生還してしまいました。小学生の頃からの唯一の最終兵器は、不発弾にしかならなかったのです。私の武器は、それで無くなってしまいました・・・。でも、今になると、そこから色々なことが急展開して行った様にも思われます。その後、間もなく、私は、ある事がきっかけで“彼”と“彼女”の中で、本当に点の様に小さくなってしまっている“私”を発見しました。そして坂本先生に出会い、“私”を、やっと成長させる過程に取り掛かる事が出来る様になり、診断も受けました。けれど・・・！

私の様な経緯は、決して、誰も辿るべきものではありません。最悪の経緯と言っても良いと思います。そんなに、限界の最限界の様になる前に、少なくとも何らかの支援を受ける必要があります。私の様な思い、経験をするのは、もう私だけで十分です。これ以上、私の様なものを作り出してはいけない・・・！

この、一つの、ただ一つの思いによって、この本は作られるものです。

様々な立場の人が、私たちの存在に早く気付き、“仮面”などを作らなくて済む様に、その時々で適切な支援をするためのヒントとなる様に。更に、当事者の人々へも、“仮面”を止むを得ず作るとしても、あくまで演技として踏まえ、“私”を完全に失くしてしまう事が無い様に・・・。

その為に、出来るだけ、役立つ本を作りたいと思います。“私”＝“私たち”の為に・・・。

どうか、私の、この思い、願いが、一人でも多くの人に伝われば、幸せに思います。

※注：イギリスの心理学者 ローナ・ウィングは自閉症の表現形を「孤立型」、「受動型」、「積極奇異型」の三つのタイプとして分類した。「孤立型」は専ら自分の世界に籠《こも》りマイペースで他者に関心を示さないタイプ、「受動型」は自分自身の行動を自分で決断出来ず他者からの指示があるまで動けなかったり指示の善し悪しに拘《かか》わらず何でも従ってしまうタイプ、「積極奇異型」は色々な物事に積極的に関心を持つものの関わり方が一方的であったり極端であったりするタイプ、と言える。実際には、全ての自閉症者がこの三つの型に完全に類別出来る訳ではなく、複数の型の特徴を部分的に持っていたり、成長に伴って特徴が移行する場合も多い。そして、この分類は あくまでも表現形、つまり定型発達者が自閉症者を外から見て捉《とら》えたものであり、自閉症者自身の内面では、それとは異なる場合もある。

私の軌跡

2006年、主に機能の高いASD（Autism Spectrum Disorder※注）に関して世界一と言っても良い程の専門家である、トニー・アトウッドさんの講演に行って来ました。トニーさんは、成人になってから診断を受けた多くのASD者と関わった経験を持っています。その様な人々に、いつ診断を受けるのが最も適切か尋ねると、ほぼ100%の人が「早ければ早いほどいい。」と答えるそうです。正《まさ》に私も、その通りに思います。

私が正式に診断を受けたのは、30歳代半ばの時でした。それまでの三十数年間で、私がどんなに人生を無駄にし“私”を失って行ったか、それを話さなければなりません。

又、それ以後から今までの数年で、私が どの様になっているのか、今 解る範囲で、お話しします。

※注：現在、自閉症（広汎性発達障害）はスペクトラム障害として捉える考え方が主流となっている。スペクトラムとは、例えば赤い絵の具を水に薄めて行っても絶対に赤ではないとは言い切れない様に、典型的な自閉症から定型発達までを明確な線引きが出来ない一繋《つな》がりのものとして捉える説である。私個人的には、典型的な自閉症と アスペルガー症候群やその他の広汎性発達障害とでは やはり根本的に違う部分があり、この様な単純な繋がりとして捉える事には無理があると考えてはいるが（そして私は明らかに前者に属する。）、この説が現時点での発達障害概念を一言で説明するのには便利だと思うので、一部の例外を除いて“私たち”の事をASDと表記する。

第１章
生まれながらの変り者：僅かな期間の“私”（乳幼児期）

私は生まれた時から「変わって」いました。何しろ、私は指をしゃぶりながら生まれて来たのです。母は産声よりも先に、私が指をしゃぶる「チュッ、チュッ」という音を聞いたそうです。

生後八ヶ月頃までは、私は全く手の掛からない子供でした。放っておけば自分からは何も要求しないのですから。もしも私が第一子であれば、この時点で母はおかしいと思ったかも知れません。でも、私には三つ上の姉がいます。二〜三歳児頃は、かなり目の離せない時期でしょう。だから母は、放って置ける私を有難いとしか思わなかった様です。しかも私は生後二ヶ月の時、関西から東京に転居したために、乳幼児健診は全く受けていません。三ヶ月も六ヶ月も一歳も一歳半も、私の母子手帳は全て白紙です。これで乳児期の私は、親からも第三者からも、異常を気付かれるチャンスを失ってしまいました。でも、今思うと、この生後八ヶ月頃の時期までが、私が純粋に“私”のみで居られた僅かな期間でした。

生後八ヶ月頃から、私は母たちから言わせると、猛烈な「人見知り」をする様になりました。一人で別室に置いておけば、私は居るか居ないか解らない程、静かに過ごしていました。でも、その部屋に一歩でも他の人が入ると、火が点いた様に泣き出しました。子供が泣けば、誰でもあやそうとする。そうされればされる程、私は狂った様に泣くばかり・・・。誰から抱かれても、私は突っ張って泣き喚《わめ》きました。祖父からも「もう抱きゃあせん！」と放り出された、という逸話は親・親類から何度も聞かされました。私を負ぶって列車やバス等に乗らなければならない時、母は「誰もこの子をあやさないように。」と願ったそうです。でも赤ちゃんを見ると多くの人は、あやします。その途端、私は泣き叫び続け、途中下車せざるを得ない事も度々あったそうです。　　今、色々な知識を得た私が思うには、恐らくこの頃から、私は“他者”というものを認識する様になったのではないか。それまでは私は全く、自分だけの世界の中に居ました。一般的な人間の成長過程でも、生後九ヶ月頃までに、目やそれに類似した刺激に反応し注視をモニター（共有）出来る様になると言われています。私にとっては、その刺激は自分の世界を邪魔する侵入者でしかなかったのだと思います。私は私なりに、邪魔者に侵入されない様、必死で抵抗していたのでしょう。私は一人で別室で過ごしていた時の事を、鮮明に憶えています。まだ、お座りと這い這いが、やっと出来る頃の事だったと思います。私は、絨毯《じゅうたん》の唐草模様に似た模様をずっと指でなぞって行って、いつまでも連続して続くその模様に没頭して、とても満足していた・・・。

私は話し言葉の発達も遅れていました。でも、オウム返しやテレビでやっていた言葉をそのまま言う事は出来たので（それも４～５歳頃からです。）、いや、それ以上に恐らく激しい「人見知り」に皆が気を取られていたせいが大きいかも知れません。単に「無口な子」と思われただけで、ここでも異常に気付かれる事はありませんでした。逆に「人見知り」のために親戚や近所の人からの受けは最悪でしたから、喋らない方が有難いと思われたのかも知れません。　　一方、文字を読む事については平均より、かなり早い時期に出来ていた様です。家の襖《ふすま》に五十音表が貼ってあったのは、よく憶えています。ある時、突然、私がその辺の文字を声に出して読む様になって、「この子、字が読める！」と親たちが驚いたと聞かされています。書く方は「鏡文字」が多かったそうです。

幼児期の私は、全く家から外に出たがろうとしませんでした。恐らく幼稚園入園を控えて心配した親が、無理に外に出そうとすると、私は「おひさまとぶーぶがこわい」と言ったそうです。些細な事に聞こえるかも知れませんが、今この言葉を考えると、とても切ない様な気分になります。この言葉は私の感覚過敏※注を正に表していると思うからです。太陽の光、交通の騒音、これらは視覚過敏や聴覚過敏を持つ者にとって、とても辛い刺激です。遅れた言葉で、やっとの事で伝えた初めての苦痛の訴えが、上記の拙《つたな》い言葉だった訳です。勿論、そんな事は全く伝わりませんでした。私は、外に出ろ、という要請に従わざるを得ませんでした。　　又、多くのASD者に共通している様ですが、私は写真が大嫌いです。今でも私は、写真を撮るのも撮られるのも、とても苦手としています。カメラのレンズは目と同じです。アイコンタクトの出来ない私にとって、レンズを見詰める事はとても苦痛ですし、更に写真を撮られる時には光が射す方向に顔を向けなければなりません。これも又、私の視覚過敏を刺激して、大変な恐怖と苦痛を感じさせます。困った事に、母方祖父の趣味の一つが写真で、自宅に暗室を持っている程でした。親類が集まる度《たび》に、記念写真を撮ります。私は泣き叫んで逃げ回りました。その為、当時の写真では、私はものすごくグズって体を突っ張って押さえ付けられて映っているか、私だけ例の通り別室に置かれて映っていないかの、どちらかでした。　　私のトイレットトレーニングが上手く行っていたとは、とても思えません。今でも、私はトイレに行くタイミングがよく解りません。ぎりぎりになるまでトイレに行くべきなのかどうか解らず、失敗してしまう事が、今でも時々（よく？）あります。当時も、パターンや独り遊びに没頭している時には特に、排泄欲などというものは邪魔なものでしかありませんでした。愚かな事に、当時の私は少しずつ出していればバレないだろうと思っていました。つまり、ぎりぎりだという事に気付くと、私はその場でパンツの中に、少しずつ少しずつ出して行きました。でも、私が座っていた所には、いつも丸い染みが付いていたし、私のパンツは見事に下半分が黄色くなっていたので、親たちからはバレバレでした。又、（半ば無意識に）いつも我慢している事と、いつも濡れたパンツを穿いている事で、膀胱炎になる事もしばしばありました。私は「ちびる子」という不名誉な称号を与えられました。私がいつも「ちびる」ので、出掛ける前には必ず「持つの？」と訊かれます。私はその言葉の意味も解らず「もつの」と、オウム返しします。それで親たちは私がトイレに行きたくないのだと思い、私は「持つ」と言った癖に、いつも「ちびり」ます・・・。

　パターンや独り遊びと言えば、私には物心付いてから今までずっと様々な“拘り《こだわ》”があります。“拘り《こだわ》”は年齢に拘《かか》わらず変わらずに続くものもあれば、その時々でブームの様に変わって行くものもあります。この頃は「ひよこ」に拘《こだわ》っていました。絵を描けば私なりの横を向いたワンパターンのひよこしか描きませんでしたし、物を選ぶ時は「ひよこいろ」と言って何でも黄色を選びました。家族からは「ひよこ気狂い」と言われていました。今でもスマイルマークやゴムのアヒル等は好きで集めています。

　やがて幼稚園入園です。たまたま家の目の前に幼稚園があった事もあり、入園に際しての混乱はそれ程ありませんでした。家の庭の延長の様な感じで、この頃はまだまだ比較的、自分の世界でした。園庭を行進している時に（この頃は無意味な行進が、やたらに多かった印象があります。）自分の興味のある物の方に勝手に行ってしまい、よく連れ戻されていた事は憶えています。 この頃の経験で、つい最近まで謎だった出来事があります。当時、私が住んでいた所には舗装されていない道が沢山ありました。その固まった土の道を歩くと、私が歩く方に蟻の巣が出来て行くのです。本当に、私が一歩 足を進める毎《ごと》に、新しい蟻の巣がポコポコ、ポコポコと出来て行くのです。私が歩くと何故、蟻の巣が出来るのか私は不思議でたまらず、ずっと足元ばかりを見て歩いていました。最近、思い当たった理由として、恐らくその時の私は自分の足の周りの非常に狭い範囲だけに、ものすごく視覚的な集中をしていたのではないか。いくら背の低い子供とは言え、歩きながら蟻の巣が見えるという事だけでも、並みの視力ではないと思います。私は本当に、自分の足の所しか見ていなかったので、蟻の巣も自分の足の周りのものしか見えず、だから歩くと蟻の巣が出来て行く様に感じたのではないかと思います。　友達は全く出来ませんでしたが、それがおかしいとは殆《ほとん》ど思っておらず、すぐ近所に同い年の子が一人いて、私の感覚からしたら、その子と同じ行動をする様に決まっていた様な感じでした。親も、その子がいたので、私が普通に子供遊びをしていると思っていた様です。実際の所は、私が一方的にその子の真似をしていただけで、所謂《いわゆる》「一緒に遊ぶ」という経験をした憶えは全くありません。この頃から、私の真似っこの人生は始まりました・・・。

※注：多くの ASD 者は一つ又は複数の感覚に過敏性を持つ。私は視覚、聴覚以外にも触覚、味覚、嗅覚 全ての五感に過敏性がある。そのため服のタグやチクチクする素材が耐えられなかったり、偏食が激しかったり、香水の匂いで気分が悪くなったりする。生まれてから今まで変わらずに続いているものもあれば、年齢によって変わったり軽くなったりするものもある。感覚過敏はこの様に不快反応として表れる事が多いが、例えば私の場合キラキラ光る物やふわふわの毛皮の感触に没頭する等、快反応として表れる事もある。

乳幼児期のまとめ

小学校入学前までの私は、客観的・専門的立場から見て、色々な異常を示していたにも拘《かか》わらず、様々な偶然・必然的要因によって、それが問題行動としては認められなかった実状があると思います。以下に、それぞれの要因と思われるものを箇条書きにして示します。

《偶然的要因》

- 第二子として生まれた
  → 親、親類、近隣者からの注目が分散された。
- 生後二ヶ月で転居した
  → 上記、注目の分散とも相互関係し、知らない土地で乳幼児健診を受けさせるという親の意欲を減退させた。結果、全く第三者の視点からアドバイスされる機会を失くした。

《必然的要因》

- 模倣の手段の獲得があった
  → オウム返し等によって、言語発達の遅れがカムフラージュされた。
- 知能の遅れが無かった
  → 読字能力等の肯定的評価が、他の異常行動への認識を減退させた。
- コミュニケーション能力の障害
  → 言葉や表情、仕草等を、適切に表現出来ない。例えば、相手の言っている事が解らなくても、解っていないという事が他者に伝わる様な表現が出来ない。
- 私の自閉症としての特性が「受動型」であった
  → 訳が解らなくても、言われた事には取り敢えず従う、という態度は、周囲の大人にはとても扱い易く、‘実は訳が解っていない’という事実は、なかなか認識出来ない。

第２章
大人に笑われない為に：“彼”の出現（小学校低学年期）

幼稚園を二年で卒園し、当時住んでいた東京郊外の地元公立小学校に入学しました。私は生まれてからこの頃まで、ずっと指しゃぶりをしていました。私の親指にはタコが出来ていました。母たちは何とかして私の指しゃぶりを止《や》めさせようとしました。私が辛いものが苦手だったので、指にカラシやラー油が塗られましたが、私は辛いものが大丈夫だった姉に舐めてもらいました。指に包帯をぐるぐるに巻かれましたが、私は何とかして親指の先を捻《ひね》り出し、そこをしゃぶりました。そういった方法では、決して私の指しゃぶりを止めさせる事は出来ませんでした。私には色々な怖いものがありました。母から怒られるのも怖かったし、暗闇も怖かったし、眠るのも怖かった。私が唯一、自分で自分を落ち着かせる方法が、親指をしゃぶりながら残った指で自分の瞼を触る事でした。怖くて怖くてパニックになりながらでも、そうすると、いつの間にか眠りに落ちる事が出来ました。でも、ある日、母と近所のおばさんが一緒になって「指をしゃぶってたら大人になってこんな歯が生えるのよ。」と言って、下にある様な絵を描きました。これは効きました。いいえ、効き過ぎました。私はそれから、ぴったり指しゃぶりを止めましたが、やはり今までの習慣で、寝ている時等《など》に無意識に指をしゃぶってしまいます。その度《たび》に私は恐怖に泣き叫び、皆に歯が変になっていないかどうか確かめてもらって、やっと何とか落ち着きました。その様な状態

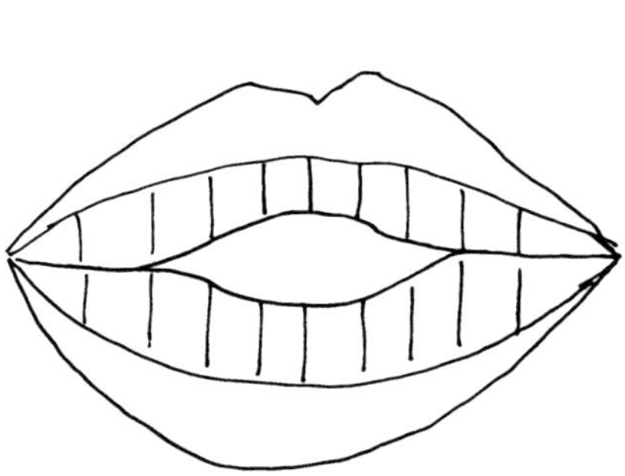

が毎日の様に続きましたが、皆、私が指しゃぶりを止めた事を喜ぶばかりで、私の恐怖に関しては、誰も関心を払いませんでした。

小学校に入学して、初めて家の周辺より外の環境に出た訳ですが、この小学校の記憶は殆《ほとん》どありません。その年の５月に再び転居したので、当然と言えば当然ですが。いくつか憶えている事を挙げてみます。姉が入学した年に出来た新設学校で校舎が新しくきれいだった事。私は全く知っている人が居なくて、「まさる君」という男の子が女の子数名に囲まれて「さーる、さーる。」と言われているのがとても楽しそうに見えて、私も「さーる、さーる」と言って入って行ったら、皆が突然動きを止めて、何とも言えない妙な雰囲気が流れた事。この時初めて、私は知らないグループの中に勝手に入って行ってはいけない、という事を知りました。今でもありありと、その妙な雰囲気を憶えている位《くらい》ですから、当時は結構な衝撃だったのだと思います。

転居・転校について、親や誰からも説明を受けた記憶はありません。図工の時間が、何となく違うかなとは、ごくごく漠然と感じていた憶えはあります。皆は指示された作業を黙々とやっているのに、私は何か違うという感じでした。それが、実は私のお別れ会の為の作業だったのです。当時は、何も解りませんでした。お別れ会も何も、解りませんでした。何故、突然自分が、どうも中心に居る様だ、欲しくもない物を皆から送られるのか、全然解りませんでした。　　何もかも、何が何だか解らないまま、小学１年の５月に、同じ東京の中心部に転居しました。

引っ越してすぐは、畑が無い事、牛を見に行けない事などにがっかりしましたが、家が団地で今まで憧れだった二階がある事に新鮮な気持ちも抱きました。　　そして、すぐに学校が始まります。初日の登校は勿論、母と一緒に行きました。下校は担任の先生が、同じ団地の近所に住む子に一緒に帰る様 言付けてくれましたが、その子は途中まで私と一緒に帰って「ここまで来ればわかるでしょ」という感じで居なくなってしまいました。行きと帰りは、私にとっては全く違います。多分、ものすごく家の近所だった様ですが、私はすっかり迷子になってしまいました。泣きながら歩いていると、知らない女の人が「どうしたの。」と言って来ました。私は道は解らない癖に、住所は憶えていました。その人に住所を言ったら、家の前まで連れて来てくれました。その人が悪い人ではなかったのは、不幸中の幸いでした。今になれば、ある程度は解りますが、こういった行動は危険を孕《はら》みます。私たちは、いつ、誰に、どの程度まで言ったら良いのか、という判断が適切に出来ません。小さい内から教えて行った方が良いと思いますが、私たちには、一度納得したものを状況によって修正したり微調整する、といった様な事も、とても難しいです。私が思い付く対策としては、細かい状況に応じてその都度の対応を面倒臭がらずに教える、という事位《くらい》です。定型発達の子供に対して ASD の子供が役立つ様なアドバイスをしても、害にはならないと思います。多少、極端な意見かも知れませんが、どの子が ASD なのか解らない様なこの世の中、全ての子供に対して ASD に準じた対応をするのが、最も間違いのない方法の様な気がします。そうするためには、親御さんや学校の先生があらかじめ ASD について学ばなければならないので、私たちにとって、良い世の中になると思います。私たちにとって良い世界というのは、恐らく全ての人に対して、悪くはないと思います。

さて、又 私個人の話に戻ります。小学校１～２年までは、周りの子供も標準・非常識等の観念が恐らくまだ発達していなかった事と、担任の先生がベテランで、とても明るいムードメーカーの様な役割を担っていて、生徒全員に分け隔てなくあだ名を付けて呼ぶ様な先生だった事もあって、私も自覚的には、そこまでの違和感もなく過ごせました。相変わらず、一般的に友達と言える様な人は出来ないままでしたが、クラスメイトからも特別な疎外はなかったし、親や先生も何も思わなかった様です。

小学校２年になった時、転校生が来ました。その子は私の初めての親友になりました。以後、私は転校生とばかり友達になります。この頃はまだ気付きませんでしたが、私は、もう出来上がってしまっている友達関係の中に入って行くことが出来ないのです。前述の「まさる君」の経験でも解る様に、「入れて」とか「いっしょにしていい？」といった言葉が使えなかった事と、スムースに入って行く雰囲気というものが、私には解らないのです。でも友達は欲しかった。それで、そういう事をしなくても良い転校生ばかりと結果的に友達になる事となりました。小学校２年の一年間は、その子と二人だけの関係が上手く行っていて、割と平和でした。親同士も仲良くなって、よく私の言動を取り上げては笑っていました。これが私にはいつも解らなかった。どうして大人は私を笑うんだ？　何かを買ってもらえない時や好きな物を食べさせてもらえない時とかに、母が「うちは貧乏だからよ。」と言うから友達のお母さんにも同じ様に言ったら、後で二人で大笑いして「よそでそんなこと言わないの！」と言われる。私は段々用心する様になりました。何を言ったら大人に笑われるか、一時《ひととき》も気を抜けない。そして大人から「無愛想」とか「はにかみや」とか言われる様になりました。・・・そう。徐々に、“彼”が頭角を現して来ました・・・。

小学校低学年期のまとめ

この頃の私の問題点としては、① やはり言葉の発達の遅れ、② 場の雰囲気が読めない、③ 二年間で一人しか友達が出来なかった、④ 極度の方向音痴、等が挙げられると思います。

④については、行きと帰りでは風景が全て裏側になる訳で、私にはそれを結びつける事が出来なかった、つまり視覚による認知能力が大きく影響していると思われます。（視覚認知能力も大きな問題の一つではありますが、ここでは紙面の都合上、詳述しません。）

③は、①②が形として表れた結果だと思われるので、大きな問題点は①と②という事になります。

具体的に説明すると、

① 語彙数は増えても、その組み合わせや使い方がおかしく、未だにオウム返し的用法が多かった。
② 一般的にこの場ではこうするのが当たり前、という常識が具《そな》わっていない。でも、不適切な行動をした時の周囲の反応は何となく解るので、結局何も行動出来なくなってしまう。

となりますが、①②は単独ではなく両者が複雑に絡み合って起こる事の方が圧倒的に多いです。私の場合、「うちは貧乏」というオウム返しを意味も解らず友達の親に言ってしまったり、友達グループに入って良い時という雰囲気が解らず言葉で自分でその様な雰囲気を作る事も出来ず、結局一人しか友達が作れなかったりしました。そして、笑われたり妙な雰囲気になるのを避けるために、極力、自分からは喋ったり笑ったりしない様になりました。

では何故、この時期の私の問題点は気付かれなかったのでしょうか？

・・・今、これを書きながら解ったのですが、基本的な要因は乳幼児期と同じな様です。即ち、まず偶然的要因として転居がありました。グループに入れなくても、友達が一人しか出来なくても（尤《もっと》も、親や教師が私に一人しか友達が居ない事を知っていたかどうかは疑問ですが。）、「転校生だから。」と言って何でも片付けられていた、不思議に思われなかった、という所は大きいと思います。同様に、姉の存在もあります。姉は小学校４年という微妙な時期に転校したため、適応には時間が掛かった様です。実際、母に当時の私について訊いてみた所、「お姉ちゃんの方に手が掛かったから、あなたの記憶はあまりない。」と言っていました。
ここに更に、必然的要因として、勉学に問題は無かった（むしろ標準以上だった）事、「受動型」という私の自閉症の特性、コミュニケーション・表出能力の障害、等が重なります。必然的要因の詳細は、乳幼児期のまとめで述べた通りです。

第３章
「変」だと思われない為に：“彼女”の登場（小学校中学年期）

３年生になってからも、２年生からのたった一人の友達との関係は続いていましたが、その頃から私たちの中に別の子も入って来る様になりました。今まで二人だけだったのが、三人になったのです。三人になると不思議な事に、私以外の二人ばかり親密になり、私はどうやってもその中に入る事が出来ませんでした。その新しい子が居ない時は、元の私たちで普通に過ごせるのに、三人になると、どうしても私は一人になるのです。どうしてなのか、何が起こっているのか、私には丸で解りませんでした。この頃は漠然と、後に、より はっきりと、私は奇数の人間が集まる事が良くないと、長い間 確信していました。奇数だと二人ずつ組を作るので私が外《はず》れてしまうのだと、中学生頃まで私は信じていました。それでは私だけ、いつも外れる事の説明は付かないのですが・・・。 そうしている内に、２年生からの親友は、又別の所に引っ越してしまいました。私の一人だけの友達は、居なくなりました。　　　間も無く、大阪から転校生が来ました。とても小柄で可愛らしい女の子でした。私は、その子に魅せられました。どの様なアプローチをしたのか、憶えていませんが、取り敢えず一応 友達になりました。最初の頃は、転校生だったので私と二人で過ごす事が多かったです。私はひたすらその子に憧れて、何でも真似しました。服装や、その子が嫌いな食べ物は私も食べなかったり、その子がオカメインコを飼っていることをとても自慢にしていたので、私は七色のオウムを飼っていたと、今思うととても見え透いた嘘を吐《つ》いたりしました。私には、好きになるという事は真似をする事でした。今では、それが相手にどんなに嫌悪感を抱かせるかという事が、いくらかは解ります。でも、長い間、私には、そういう事が全く考えにも及びませんでした。　　転校生も、少ししたら他の色々な友達が出来ます。私が「今日遊ぼう」と言っても「〇〇さんと約束してるから。」と言われる事が増えて来ました。今思うと、その中に入れてもらって一緒に遊ぶという考えが浮かんでも良さそうなものですが、その頃の私には、その子と二人で遊ぶという発想しかありませんでした。私がしつこく遊ぼうと言うと、その子は「じゃあ○○さんに断って。」と言いました。私は、何と、その通りにしました。私が電話を掛けて、その子が「遊べなくなったんだって」と言うのです。相手にしたら、見え見えでしょう。どうして私がその子に代わって断りを入れなければならないのか・・・。私は、その一人の子と過ごすために、奴隷と化しました。何度も、その子の代わりに電話をしました。この頃から“彼女”の片鱗が現れていた様な気がします。でも、ある時、下校途中に同じ約束をして、私が大声で「じゃ、あとでね！」と言っている所を、別の人に目撃されてしまったのです。その人は、顔つきからしてとても怖くて、敵に回したくない人でした。その人にしたら、正に好機を捕《とら》えたという感じだったでしょう。現行犯です。その場でものすごく責められ、一方的に私が悪いとされ、転校生の子もそれに頷《うなず》いたのには特にショックを受けました。その時の情景は鮮明に憶えています。3本のポプラの木の少し先、川へ行く分かれ道の所で、私は捕《つか》まえられたのです。その曲がり角で、私への一方的な裁判みたいなものが、延々と繰り広げられました。・・・。多分、その頃から、私は様々な仲間はずれに遭う様になりました。皆で一緒に遊んでいる時でも、どう考えても私を「鬼」にしようという意図が明らかなのです。元々、ゲームのルールとして「三回鬼が続いたら交代」という規則があり、他の子が鬼になった時はきちんとルールが適応されるのに、一度私が鬼になると、何故か、そのルールが反故《ほご》にされてしまいます。ルールと違うと抗議する勇気も言語力も、私にはありませんでした。鬼の私が数を数えている間に、他の子たちがどこかへ行ってしまうという事も、よくありました。明らかに、ゲームで隠れているのではなく全く違う所へ行ってしまっているのです。いつも私は成す術《すべ》もなく、皆が帰って来るのを待つばかりでしたが、ある日、どうにも嫌になって、鬼になったまま無断で家に帰ってしまった事がありました。その日は、次の日、皆にどう言われるかと不安で仕方がありませんでした。所《ところ》が、翌日ドキドキしながら登校すると、誰も全くその事には触れませんでした。拍子抜けと言うか、皆が何を考えているのか、益々解らなくなりました。

私は、適切な臨機応変のその場の雰囲気は読めませんでしたが、自分がその集団で受け入れられているのかどうか、という事にはとても敏感になりました。拒否されていると感じたら、すぐ自分からその場を離れる様になりました。仲間はずれになるより、自分から離れた方が、まだマシでした。
そんな中、又 転校生が来ました。例の通り、私はその子と仲良くなりました。その子と二人だけの関係はかなり長く続いた様に思いますが、それは私がそう思っていただけかも知れません。ずっと後に、一生忘れる事が出来ない程のしっぺ返しを受ける事になるのですから・・・。まあ、とにかくその時は、私は親友だと思っていて、当時流行《はや》っていた交換日記もしました。今思うと、この日記はかなり一方的に、私の想像の世界にその子を引き込んだものだったかも知れません。日記の中だけで呼び合うあだ名を作ったり、でも、その子も私からしたら、かなり乗っていて楽しんでいる様に思われたので、私はその日記の中でしか言わない想像の世界を色々と繰り広げました。事実、少なくとも数ヶ月以上は日記は続いたと思います。何となく、自然消滅の様な感じで交換日記は終わったのですが、きちんと終わらせなかった事を、後々、私は痛烈に後悔する事になります・・・。
又、この頃から女子は非常に集団、グループといったものを重視する様になります。何でも一人で行動したら「変」だと見なされます。少なくとも私には、そう感じられました。一人でトイレに行くだけでも「変」だという雰囲気が満ち満ちるのですから。普通に一人でトイレに行っている男子が、とても羨《うらや》ましかった。私には一人だけで行動する勇気は無かった。ただトイレに一緒に行ってくれるだけでもいい、とにかく「変」と思われない為の相手が欲しかった。そこで、従来の笑われない為の“彼”に、不器用な社交性を受け持つ“彼女”が混合する様になります。“彼女”はまだ本当に不器用な、“彼”の付け足しの様なものでしかありませんでした。“彼”は勉強がすごく良く出来ました。授業で出される課題はすぐに終わってしまって、余った時間は“彼女”が好きな子に、頼まれてもいないのに教えて廻りました。今思うと、迷惑だったかも知れません。でも私には、それしか他者と交流する方法がありませんでした。こんな授業中に歩き回って他の子に干渉する様な行為は、担任の先生が介入してくれても良さそうなものですが、その頃の担任には何も言われた記憶はありません。

小学校中学年期のまとめ

この頃は、大きな変化の時期でした。私自身の変化と周囲の子供の変化と、多分両方が同時に起こって行ったのでしょう。では、以下にそれぞれをまとめてみます。

《自分の変化》

- 大人から笑われるだけでなく、同級生から自分が「変」だと思われているのではないかという自覚が芽生えて来た。
- 「変」だと思われる場面に非常に敏感になり、自分からそういう場を離れる様になった。
- 「変」だと思われない為に、一緒に行動する人を必死で求めた。
- 模倣が自分の欲求の為ではなく、人を満足させる為のものに変わって来た。
  → 上記、全てをカバーする為に“彼女”という社交性を担当する人格が登場したが、まだまだ未熟であり、人を不快にさせるものにしかならなかった。

《周囲の変化》

- 同年代の子供に対して「異質」という感覚が芽生えて来た。
- 特に女子ではグループ、集団というものが重視され、そこからはずれる者は異端視される対象となった。
  → グループ作りの反作用として排除、仲間はずれの顕在化。

第４章
無視の恐怖と絶望：うつに陥る（小学校高学年期）

この時期になると、いよいよ仲間はずれが激しくなって来ました。あの、川の所で私を責めた人とはクラス替えで違うクラスになりましたが、新しくリーダー格の人が沢山出て来ました。3、4年生で転校して来た人は両方とも同じクラスになりましたが、もうその頃は、どちらも私の友達ではありませんでした。　　まず最初に、思い出す事から言って行きます。ある休日、クラスの女子ほぼ全員で遊園地に行く事になっていました。何週間も前から計画していた事で、私としては、その話し合いの中に自分も入っているつもりでしたし、当然自分も行くものと思っていて、親にも随分前から言っていました。所が、前日の話し合いでリーダー格の子が黒板に書き出した参加者の中に、私の名前は入っていなかったのです。私はその場に居るのに、私の名前だけが書き出されずに、私は居ないものの様に、話し合いは進んで行くのです。今でも、これが私の勘違いだったのか、仲間はずれだったのか、断言は出来ません。でも、それまで、どんな仲間はずれやいじめに遭っても、親に言った事はありませんでした。今回は、どうやっても隠せない・・・。だって、お菓子や何かも全部買ってリュックに用意してある。お弁当も頼んである。・・・でも私の名前は最後まで出されず、私は「あんたなんて入れてないよ。」と言われるのが怖くて、自分から言う事も出来ず、虚《むな》しい話し合いに参加し続けました。母に、どう言ったらいいんだろう・・・。私がみんなと楽しく遊園地に行くと信じている母に・・・・。当日まで、私は我慢しました。でも、その日の朝早くから出掛ける予定だったものを、もう何の言い逃れも出来ない・・・。私はとうとう泣いてしまいました。遊園地に入れてもらえなかった事だけを、母に話しました。母はそれ以上何も聞かず、代わりに映画に連れて行ってくれました。その時観た映画は「E.T.」でした。そして銀座の千疋屋に行って何でも好きな物を頼んでいいと言ってくれました。余りに値段が高くて、私は‘うちは貧乏’と思っていたので遠慮して一番安い物を頼みました。・・・鮮明に憶えています。この時の母の対応は、とても有難かった、その日は私もクラスメイトから受けた仕打ちを忘れる事が出来ましたが、何故その様な仕打ちを受ける事になったのか、ほとぼりが冷めてからでも母がもう少し深く探ってくれれば、と思うのは、私の我儘《わがまま》でしょうか・・・？　いや、この時は、まだ気付いていなくても、後《のち》にもっと凄惨な事が起こる事を考えれば、仕方がないかも知れません。
まあ、その事はそれで終わりました。「鬼」のままで帰った日と同じ様に、次の日登校して何があるか不安でしたが、特に何も無いまま過ぎました。

でも、新しい友達も出来はしました。小学校時代のその友達についての記憶は、不思議な事に、非常に断片的です。私が酷い仕打ちを受けていた時に、その人がどこでどうしていたのか、全く思い当たらないのです。いじめ側に入っていなかった事は確かですが。出会いは５年生のクラス替えがあった初日、突然 私の方を振り返って「かわいい。」と言いました。私はそれまで、親戚からも嫌われていて姉の方が専《もっぱ》ら美人だと言われていましたし、可愛いと言われた経験がなかったので、何だか戸惑いました。音楽の授業で皆で歌を歌った時に、傍《そば》の男子から「お前、声でかいなー。」と言われたら、「いいじゃない、うまいんだから！」と庇《かば》ってくれたりもしました。私はそれまで、そんなに目立つ程 大声で歌っていた自覚も無く特に歌が上手いとも思っていなかったし、自分が人から庇われたという事にも、驚きました。
その人は特にグループに属するという事はなかったけれど、強い主導権を発揮する人でした。ある日突然「今日からあの子無視しよう。」と言って来ます。昨日まで普通に仲良くしていた子なのに。何日か続けると、また突然それが解除になるのです。私には、無視するのもそれを止《や》めるのも、全く理由が解りませんでしたが、従わざるを得ませんでした。私が無視される側になった事もありました。又、私が誕生日に買ってもらったラジカセを、よく「貸して。」と言って来ました。私は何も考えずに貸していましたが、何度か続くと母が「高価な物を人に貸してはいけない。断りなさい。」と言いました。母はその友達の事を余り良く思っていませんでした。今思うと恐らく、多分その人のお父さんがやくざ系でお母さんが水商売系だったからでしょう。私としては、毎回ちゃんと返してくれるし別に問題無いと思っていたのですが、仕方なく断りました。この為に私がどれ程の勇気とエネルギーを振り絞ったのか、母は解っていないでしょう。もう友達でなくなる、それ所《どころ》か永遠に無視されるかも知れない、その恐怖がどれ程のものか・・・。結果的には意外にすんなりと済みましたし、今となっては母の言った事が正論だという事も解りますが。

　そして６年生になります。クラス替えは二年毎なので５年生のクラスの持ち上がりです。

私の成績がすごく良かったので、母は私に国立大学の附属中学校を受験させようと考えました。東京では、国立大附属中学を受験するという事は、かなり特殊な事例でした。中学受験をする人はクラスに何人かは居ました。でも東京には腐る程、私立大学の附属があるので、わざわざ国立大附属を受ける人は少なくとも私の知る限りでは居ませんでした。母がその大学に行きたかったのが家庭の事情で行けず、たまたま ものすごく成績の良かった私に望みを託したのです。母は私を塾に入れました。その塾は大手ではありませんでしたが講師の殆《ほとん》どが東大出身というのが売りで、私は試験を受けて一番上のクラスに入りました。全員で六〜七人の小さなクラスでしたが、私が入ったのは６年生の途中からです。他の皆は、ずっと前から受験する学校を決めていて、何年も受験専用の教育を受けて来た人です。私の、それまでの学校での勉学など殆ど何の役にも立ちませんでした。私はほぼ初めて、勉強での劣等感を味わいました。しかも、そこでも私は孤立していました。ずっと前から塾に通っている人の中に入れませんでした。更に最も屈辱的だったのは、ある日 塾長が補習を開いて、私と、私よりずっと下のクラスの女の子 二人だけに、何と分数の計算を教えたのです。私はそんなもの、ずっと前からちゃんと出来ている、こんな事も出来ていないと思われるなんて・・・。悔しくて、悔しくて・・・、所が、その時に限って出される問題を次々と間違ってしまうのです。塾長は段々 問題を簡単にする。そうじゃない、そうじゃない・・・！私はもっと、ずっとずっと難しい問題だって答えられる筈なのに・・・。とうとう涙が出て来た。何とか止《と》めようとしたけれど、そうすると鼻水が出て来る。しゃくり上げるのを止める事は出来なかった。塾長が気付いていなかったとは思えなかったけれど、何も言われませんでした。塾では何も楽しい事も嬉しい事もありませんでしたが、私は真面目に通い続けました。行かない理由が無かったからです。と言うより、行きたくない気持ちは常にありましたが、その理由を親や、更に自分にも、理解させる方法が私には無かったのだと思います。　国立中学の受験には、まず抽選があったので、私はその日をとにかく待ち望んでいました。抽選に落ちる様に、と。結果は私の望み通り、抽選で落ちました。その時のホッとした気持ちは忘れられません。もう塾には行かなくていいし、何より私は、全く知らない中学校になんて行きたくなかったのです。

一方、学校でも、相変わらず余り上手く行っているとは言えない状態でした。　あぁ・・・！　これを話すのは、とても辛いのですが、言わなければ私が本を書いている意味は無くなってしまいます。何故あんな事が起きたのか、今でも私は はっきり解る事は出来ません。私の何がそんなに悪かったのか、どうして元親友だった人がそんな事をしようと思ったのか。・・・・・。遠足の日でしたから、一学期の半ば頃だったと思います。その朝、私は何も知らずに、皆と同じ様に校庭に集合しました。でも何となく、周りの様子がおかしい。出発する前に、もう解りました。クラスの女子全員が、私の事を無視している・・・！　誰も私に近寄ろうとせず、私が話し掛けても嫌そうに離れて行くばかり。どうしてなのか、何が起こっているのか、何も解らず、ただ、私が無視されているという事実は厳然と、そこに立ちはだかっていました。お弁当の時間が段々近付くにつれ、私の恐怖は最大限に高まって行きました。遠足で誰も一緒にお弁当を食べる人が居なかったら、私が無視されているという事が、クラスの男子のみならず他のクラス皆に知れ渡ってしまう・・・！　私が「変」だという事が知られてしまう・・・！！　私は必死で、私をお弁当の時間に入れてくれるグループを探しました。たった一つ、何とか受け入れてもらえるグループがあったので、急場《きゅうば》を凌《しの》ぎました。家に帰っても、私は何も言いませんでした。だって、どう言えば良いのですか？　自分が何もかも解らない事を、他の人にどう説明出来ますか？　その後も、無視は続きました。何日か後に、ある生徒から「今日、放課後 残って。」と言われました。恐怖感に囚われながら、私は言われるままに残りました。五〜六人の生徒が担任の先生を連れて来ました。そこで登場したのが例の交換日記だったのです。二年も前の日記が、何故ここに・・・？！　そこにはクラスメイトの悪口等も書いてありました。勿論、日記の相手の子も同じ様に悪口も書いていたのに、「私は字がヘタだから読まないで。」と言って、私が書いた、しかも悪口の部分だけを、一方的に繰《く》って先生に見せました。先生は、為すがままでした。自分で手に取って日記の他の部分を読もうともせず、生徒から示された所だけを読みました。そして出た言葉が「ほんとだー」でした。この言葉は、一生忘れられません。先生までが、この余りにも不公平な私への仕打ちを、全肯定したのです。私は地獄に堕ちました。事実、その先生は何もしませんでした。いや、何もしないより、もっと酷い。私の側からの意見を尋ねようともせず、のみならず、いじめている生徒が私に、悪口を書いた人全員に直接謝る様 言い渡した時にも、そこに居たのです。しかも、それが書かれたのは二年も前の事なのに。それすらも、先生は確かめませんでした。救いは皆無、あるのは絶望のみ・・・。死にたいと思った。このまま地の底に埋もれてしまえれば、消えてしまえれば・・・。でも、消えなかった・・・・。私は次の日から、実際に謝って回りました。ものすごく勇気が要ったし、ものすごく恥ずかしかったけれど、他にどうしようもありませんでした。　　塾のストレスも相俟《あいま》って、その頃には私は明確なうつ状態に陥っていました。小学６年生にして、死ぬ事が、私の一番の夢になりました・・・・・。

小学校高学年期のまとめ

この時期のまとめをするのは非常に難しいです。余りに問題点が多く、問題点しか無いようにすら思えます。ここでも周囲の問題と自分の問題の両方があると考えられるので、それぞれの問題点を箇条書きにしてみます。

《周囲の問題点》

- いじめの激化；その方法もかなり組織立った、巧妙なものとなって来た。
- 親の関心のずれ；良い成績を取って来れば満足で、私の内面の動揺に気付かなかった。気付くチャンスがあっても深く探ろうとしなかった。
- 教師の対処法の悪さ；いじめ側の子供の意見を鵜呑みにし、いじめられている子供のケアを怠った。教師も結果的にいじめに加わったと言っても過言ではない。

《自分の問題点》

- 言語能力の障害；不当な事を言われても、咄嗟《とっさ》に言い返したり反論する事が出来ず、結局 何でも黙って従う事になってしまう。

- コミュニケーション能力の障害；いつ、誰に、何を、どの位の状態になったら、どの様に、相談すべきかの判断が出来ない。言語能力の障害も影響し、結局は誰にも何も言わない。
- 感情表出の障害；喜怒哀楽が表情や態度に表れ難い。又は内面と表出のずれ（例えば、楽しんでいるのに顔は怒っているように見られたり、痛いのに笑ってしまう、等）。これが、いじめられる一因でもあったかも知れないが、何よりも、親等《など》 周囲の人の気付きを困難にした。

➡ 上記全ての問題点のために、従来の自閉症に加え、抑うつ状態という**二次障害**※注の発生。

※注：元々持っているASDという障害が「一次障害」であり、その症状を原因として二次的に生じる他の精神症状の事を「二次障害」と呼ぶ。二次障害は抑うつの他にも不安、強迫症状、チック、PTSDを含む恐怖症状、時には攻撃性や幻覚妄想様症状 等、多岐に亘《わた》る。その二次障害を原因として生じる更なる精神症状を「三次障害」と呼ぶ事もある。二次障害の有無はASD者の生活の質に大きく影響を与えるため、ここで強調しておきたい。

第５章
いじめによる地獄の日々：うつの悪化と身体化症状の併発
（中学校１年期）

私は国立大学附属ではなく、地元の公立中学校に入学しました。元の小学校の殆《ほとん》どの人が同じ中学校に行きましたが、クラス数は小学校の倍近くに増え、勿論、知らない人も沢山 居ました。中学校に入っても、間もなく私はいじめられる様になりました。この時の最初の原因は、大体解っています。同じクラスに少し不良っぽくて苗字も珍しく、とても目立っている男子が居ました。私はその人に憧れました。決して恋愛感情ではありません。私は今でも一度も、恋愛感情というものを抱いた事がありません。人に対する“love”という感情は、私の中には存在しません。物は愛します。物には簡単に“love”を抱きます。でも人には、せいぜい“like”までです。　その男子にも、ただその目立っているカリスマ性の様なものに惹かれ、例の通り、私はその人を真似しようとしました。その人はとても特徴的な文字を書く人だったので、まずそこから真似しました。私は本当に、その人とそっくりの文字を書く事が出来ました。その私の器用さが仇《あだ》になりました。今では解りますが、そんな風に真似される事は誰をも不快にさせるのです。勿論その男子も気に食わず、元々 主導権を発揮するタイプの人でしたから、瞬く間に私へのいじめが広がりました。まずは給食等《など》で班を作る時に、私の机の周りだけ5cm位《くらい》離される事から始まりました。最初は偶然と思って私が机を揃えようとすると、サッと又 離される。何度か同じ事が続くと、偶然ではないと解ります。その頃は全く理由は解らなかったけれど、自分が嫌われているという事は感じ取りました。そして、あっという間に、クラス全員が私をいじめる様になりました。男子も女子も全員が、私を黴菌《ばいきん》扱いしました。私が触った物には菌が付いていると言って、わざとらしく指先で抓《つま》んで投げ合って、皆が逃げました。小学校の時は全く目立たなかった人が、水を得た魚の様に一転、強気になって「触んないでよ！」とか言いました。休み時間が、とりわけ恐ろしいものの一つでした。最初の頃は、いじめの情報がクラス外までは広がっておらず、５年生の時に私を「かわいい」と言ってくれた人が隣のクラスに居たので、休み時間は隣のクラスで過ごして何とか凌《しの》いでいました。ある日、インフルエンザか何かが流行《はや》って隣のクラスが二日間学級閉鎖になりました。私はパニックになりました。どうしよう！休み時間を過ごす所が無くなる・・・！！　いつもの様に、私がパニックを顕《あらわ》にする事はありませんでしたが、その朝は本当に熱が出ました。37度台の微熱でしたが。一日目は学校を休ませてもらえましたが、次の日も同じ状態で、母は学校に「行きなさい。」と言いました。仕方なく家を出たけれど、とても学校には行けませんでした。この時初めて、私は学校をサボりました。セーラー服を着て学生鞄を持ったまま、私は家のすぐ近くの公園の樅《もみ》の木に登りました。出来るだけ高く、枝の混んだ所に。私の姿が誰からも見えない様に祈りながら・・・。私は学校が終わる時間まで、ずっと木の上で過ごしました。下に人が通る度《たび》に、見付かるのでは、又 いつ学校から連絡が行って母が探しに来るのでは、と緊張しながら、ずっとずっと木の上で身を固くしていました。びくびくしながら家に帰りましたが、幸い学校からは何も連絡は入っていませんでした。　次の日から私は又、学校に通い続けます。でも段々、隣のクラスからも不審に思われる様になって、行き難《にく》くなりました。休み時間は何もせずに、じっと自分の席に座って、時間が過ぎるのを待ちました。いじめは、本当に、陰湿でした。暴力を振るわれるとか、もっとはっきりしたものならば、私にも抵抗の仕様がありました。殴られれば殴り返したらいいし、一対一で直接 罵倒されるのなら私にも言い返す事が出来たかも知れません。本当のいじめは、そういうものではありません。誰がやったのか解らない様な微妙な事が巧妙に仕組まれていて、絶対に証拠を摑めず、だから仕返しも出来ないのです。例えを挙げる気力は、今の私にもありません。一つでも具体的な事を考えたら、パニックになります。今も、泣きながら、これを書いています。・・・・・。　夜、夢の中で、私はいじめている人に殴り掛かろうとします。でも、夢の中でさえ、私の拳《こぶし》はあと数ミリの所で届かず、空を掠《かす》めてしまいます。欲求不満の最中《さなか》に、私は目覚めます。そして又、同じ様な夢を繰り返します・・・。私が普通に眠るという事は無くなりました。実際は、乳幼児期からぐっすり眠るという事は無かったのですが・・・。‘うちは貧乏’だったので、自分の部屋などありませんでした。私が全く一人になれるのは、夜、一緒に寝ている姉が眠ってしまった後だけでした。毎晩、姉も誰も起こさない様に、声を殺して、枕の中に泣きました。死んでしまいたい。何度も、そう思いましたが、私には方法が解りませんでした。それなら、いっそ狂ってしまえれば。こんなに苦しいのなら、私の頭は狂う筈。狂って、何も解らなくなってしまえれば、楽になるのに・・・・。私は人目を盗んで、自分の頭を叩いたり髪を引っ張ったり、殴ったり打ちつけたり、しました。それでも、何をやっても、どんなに苦しい辛い事が続いても、私の頭は狂いませんでした。される酷い事を、知覚し続けました。さすがにこの時は、表情や態度に表れなくても、身体の症状が出て来ました。心因性の蕁麻疹が、しばしば出る様になったのです。近所の小児科で簡単な血液検査を受けましたが、大きな異常はありませんでした。家では上唇に蕁麻疹が出る事が多かったので、家族は「オウムみたい。」と笑いました。学校では、特に大嫌いな体育の授業の前に全身に蕁麻疹が出た事がありました。保健室に連れて行かれて「卵を食べた？」等という馬鹿馬鹿しい質問を受けました。　担任は英語の教師でしたが、私へのいじめに気付いていなかったとは思えません。ホームルームの時間でも、私の机だけがガンガン隅に追いやられて行くのを、気付かなかったと言えますか？　とりわけ、私の印象に残っている事件は、その担任の英語の授業で疑問文を習っていて、生徒が他の人を指名して英語で簡単な質問をし、指された人も英語で答える、というものがありました。質問側になった生徒は皆、自分が仲の良い人を指名していて、当然、全く友達の居ない私には回って来ないだろうと、半ば傍観していましたが、突然、最も私の事を嫌っていた女子が「What time is it now?!」と叫んで私を指差したのです。余りに予想だにしていなかった事でもあり、何が何だか訳が解らず、私は完全にフリーズしてしまいました。ペーパーテストなら何の躊躇《ちゅうちょ》も無く答えられる質問なのに、この時の私は頭が真っ白になって、声を出す事も、動く事さえ全く出来ずに、固まっていました。周りの生徒たちがニヤニヤ、クスクス嘲笑し、ざわめき出し、やっと担任は他の人に質問を移しました。そんな事があっても、担任は私を個別に呼んで話を聞きもせず、それ所《どころ》か、通知表には「積極性がなくなった。」などと書く始末でした。積極性も糞もありません。毎日毎日、毎時間、毎分、どんな嫌がらせが起こるかびくびくし、いかに乗り切るか、いかに自分が目立たないで居られるか、その事だけで頭は一杯だったのですから。教師も人間です。面倒に巻き込まれたくはないのです。気付いている癖に、されている側が騒がなければ、何も起こっていないかの様に目をつぶってしまう・・・。さすがに中１の後半になると、成績も少し下がりました。と言っても、それまでテストは全て九十点以上だったのが時々八十点台を取る様になったり、通知表で体育だけが３であとはオール５だったのが４が一～二個増えた程度でしたが。母は「今回はどうしたの。」と不満そうでしたが、心配はしてくれませんでした。成績低下の裏にある本当の原因を、探ろうとはしてくれませんでした・・・。　　私は毎日毎日、死ぬ事と狂う事を祈り続けました。その内、祈る事も諦めました。神様なんて、居る筈がない。神様が居れば、こんなに酷い事ばかり続けさせる筈がない。・・・私は中１にして、強烈な無神論者・悲観論者となりました。私の心は真っ暗でした。生きる気力は、完全にありませんでした・・・・。

中学校１年期のまとめ

この一年間は、書くのもおぞましい程、本当に酷い時期でした。問題点は小学校高学年期とほぼ同じですが、その全てが更に深刻になっています。

- いじめは更に巧妙、陰湿になり、規模も大きくなった。
- 教師は明らかにいじめに気付いていながら、見て見ぬ振りだった。
- 親は身体化症状や成績低下といった、小学校時よりも多くのヒントを得ていながら、やはり深く探ろうとはしなかった。
- 二次障害は更に増悪。私は重度の抑うつ状態に陥り、睡眠障害も顕在化。身体化症状の併発。

第6章

生き抜く為の術《すべ》："彼"の完成（中学校2年期）

クラス替えがあり、いじめは勢いを弱めました。小学校5、6年で同じクラスだった女子の一人と再び同じクラスになり、私はその人と友達になりました。その人は、ものすごい数の漫画本を持っておりアニメとかにも詳しい、所謂《いわゆる》「オタク系」でした。私もその人と同じ文芸部（と言っても部員は五～六人で、専《もっぱ》ら百人一首やトランプ等で遊ぶだけの部活です。）に入り、他のクラスのオタク系の人とも友達になりました。放課後は殆《ほとん》ど毎日、皆でその人の家に行って、百人一首をしたり漫画を読んだり、アニメのビデオを何回も繰り返し見て皆で色んなシーンを再現したりしました。時には教師や勉強の出来ない生徒を馬鹿にして笑い合ったり、時には真面目な時事問題等《など》を真剣に議論し合ったりしました。　一方クラスでは、友達は殆どその人一人しか居ませんでしたし、小さな嫌がらせ等は やはりありましたが、完全に孤立しているよりかは、何倍も何倍も、マシでした。　夜は、やはり毎晩 泣いていました。この頃には、その日に嫌な事があっても無くても、夜は絶対に泣きながら寝なければいけないという、おかしなルールの様なものが、私の中に出来上がっていました。今までに起こった嫌な事を、次々と頭の中にありありと浮かべながら、それで泣くのです。このルールは、その後何年も続きました。更にもっと後、泣かなくなってからは、わざわざ嫌な事を思い出して自己憐憫《れんびん》に浸《ひた》っていた、その頃の自分を軽蔑しました。でも最近、自分の障害について知る様になってから、解りました。あれはフラッシュバックだったのです。ASDに頻発する症状の一つで、過去の出来事が現在起こっているかの様に、突然ありありと頭の中で再現されるというものです。私はわざと思い出していた訳ではなかったのです。　死にたい気持ちも、ずっとありました。ただ生きているという事がとても大変で、努力を必要としましたが、私には、努力を止《や》めるという発想も無かったし、やり方も解りませんでした。

その友達からは、沢山の漫画を借りました。母は漫画を「くだらない。」

と言って余り読ませてくれなかったので、私はこの時、初めて漫画の面白さを知りました。漫画も、良いものは立派な文学作品だと思います。私は次々と色々な漫画にのめり込み、影響を受けました。とりわけ、ある漫画の主人公に、私は強く惹かれました。その主人公（男性）は天才的に頭が良くて、幼い頃から政治を動かす程の能力がありますが、どこか人間味に欠け、結局 実の親からも誰からも愛されません。でも強いプライドを持ち続け、孤高の人として生き続けるのですが、心の奥底は いつも空虚です。私は、その人物に強く強く惹かれ、物語に どんどん、どんどん入り込み・・・・・　ついに私は、その人物に‘なった’のです。ここに、“彼”のキャラクターが完成しました。私は、自分は人間ではないのだと思う様になりました。そう思えば、‘人間ども’のしている下らない嫌がらせなどで‘この私’を煩わせる事など出来ない。死にたい気持ちが出て来たら、‘この私’が、あんな‘人間ども’のせいで死んで堪《たま》るものか、と考えた。　　　何とも可愛くない中学生ですが、私は、この強烈なプライドで、この時期を何とか生き抜いて行きました。いや、正確には“私”が生きたのではなく、“彼”が生きたのです。この頃には、“私”はもう、ほぼ完全に、どこかへ消えてしまっていました。そして“彼”は、人間なんて、もう二度と信じない、と決心しました。今まで、何度も何度も信じて、その度に裏切られて来た。ならば最初から信じなければ良いのだ。信じて、裏切られる位なら、もう、二度と、信じない・・・！

中学校２年期のまとめ

本来ならば、この時期は、私の自我※注が大きく成長する時だったのだと思います。しかし、まず一番には私が自閉症という障害を持っていた事、更に、それまでの抑圧され続けて来た環境が二次的に影響し、私は“私自身”の自我を成長させるのではなく、“彼”という、全くの別人格を作り上げてしまいました。いや、作り上げた、という言葉は、適切ではありません。これまでも書いて来た様に、私は幼い頃から、自分の攻撃性や知性や尊厳を保つといった、言ってみれば男性的な役割を担当する別人格を、曖昧ながら持っていました。そこに漫画という媒体が入り込み、“私自身”の自我を遥かに凌駕する、確固とした“彼”という人格が出来上がりました。　一つの別人格が完全に確立された、という点で、この時期は、特に重要であるとも言えます。又、自閉症の随伴症状としてのフラッシュバックも、この頃から顕在化しました。

※注：自分自身がどの様な人間であるのか、という確かな意識（外界や他人と区別して。）の事を「自我」と呼ぶ。通常、自我は思春期頃に大きく発展し、青年期～成人初期には正しく認識される。

第７章
勉強を盾に："彼" の成功（中学校３年期）

又 クラス替えがあって、今回は、例の５年生の時に「かわいい」と言ってくれた人と同じクラスになりました。その人は不良、という程ではありませんでしたが、ちょっとした規則違反——髪を脱色したり、教師に時々反抗したり、制服や鞄を流行の仕様にしたり——を進んでする様なタイプの人になっていました。今の私は、中学生位《くらい》の年齢でそういう事をしたがるというのは、ごく普通の事なのではないかと思いますが、当時の私には、新鮮でした。正直、オタクとかネクラとか思われる事に、嫌気が差してもいました。私も、姉の物だった丈を詰めたセーラー服と長目のスカート、薄く潰した学生鞄で行く様になりました。 その友達は小学校の頃と同じ様に、大きなグループを作るという事はなく、色々な場面で私を守ってくれました。私の体の成長は中学２年頃で止まっており、この頃は他の人からも「小さい」とか「かわいい」とか言われる事が増えて来ました。　担任は男の国語の先生で(外見は国語教師というより完全に体育会系でした。)、私の事をとても気に入ってくれました。『枕草子』の「春はあけぼの〜」の部分を全て暗記して来る様に、という宿題が出た時の事を、私は今でもよく思い出します。私は丸暗記は大得意なので、完璧に憶えて行きました。先生が次々に他の生徒を当てますが、皆 最初の方で躓《つまず》いてしまいます。私は完璧なのにもう当たらないのかなぁ、と思っていたら、もうすぐ授業も終わろうという時に、先生は私を指名しました。・・先生の意図が読めました。多分、皆の出来が余りにも酷いので、私に最後を締めてもらって皆に説教をしようと考えていたのです。私は自信満々で立ち上がりました。所が、いざ皆の前で声に出して言って行くと、例の通り段々頭が真っ白になるのです。結局、私も最後までは行かずに止まってしまいました。クラスの中では誰よりも長くは言えましたが、あれ程 完璧だったものを発揮出来なかった事が悔しくもあり、先生も残念そうで、先生の期待に応えられなかった事を申し訳無くも思いました。

音楽の先生も、私を気に入ってくれました。私は4歳からピアノを習っていたし、恐らく生まれつき絶対音感があるので、小学校の時から、それを見抜いた音楽教師は（見抜けない人も居ました。）皆、私を特別扱いしました。学芸会の劇の音楽全てを私がピアノ伴奏する様にしたり、私だけが伴奏するために先生が編曲した曲をくれたり、学年で四人だけの笛の四重奏のメンバーに選ばれたりしました。 この先生も、私のピアノに合わせてトロンボーンを吹き、一曲終えた時「よし、今度コンチェルトの楽譜をやろう！」と言いました。　音楽はいつも、私の身近にあります。音が鳴れば何でもドレミに変換されて聞こえます。音楽を介してなら、私は少しだけ他の人と心を通わせる事が出来、お互いの呼吸がぴったり合ったときの快感は えも言われません。　この学校では毎年、合唱コンクールがかなり大きなイベントでした。でも1、2年の頃は特に男子は、殆《ほとん》ど真面目に歌おうとしません。それが3年になると、優勝クラスは区大会に行けるという特典があるせいか、それとも皆、多少 大人になるのか、全員で団結して取り組む様になります。私のピアノ伴奏をテープに録音し、放課後や空き時間、毎日の様に練習しました。音楽の先生は細かい所も容赦せず厳しく注意し、私たちもそれに応えようと真剣に練習します。段々、皆の呼吸が合って行き、あの、えも言われぬ快感の瞬間が訪れる事が多くなって行きました。そして・・・、私たちは優勝し、区大会に行きました。

二学期になると皆、受験一色という感じになりました。と言うのも、二学期の通知表の成績が内申点となり、受けられる高校がほぼ決まるからです。母は、うちの学区内では勿論 最難関で、都内でも一、二を争う最高峰の都立高校に私を入れたいと熱望しました。この時は私、と言うより“彼”も、この高校に行きたいと思いました。それ程、誰にとってもステイタスのある高校だったのです。“彼”は授業中の質問にも解るものは全て手を挙げました。他に誰も手を挙げる人が居なくても“彼”の手は勢い良く、躊躇《ちゅうちょ》無くサッと挙がりました。もうこの頃は、勉強が出来る事で「オタク」等と非難する人は居ませんでした。苦手だった体育も頑張りました。たまたま、その時は比較的、少しは好きなバスケットボールの授業だったので、頑張るから何とか「4」にしてと体育教師に頼み込んだりしました。音楽や美術や技術・家庭等の芸術科目は、特に努力をしなくても良く出来て、よく作品を区展に出されたりしました。都立高校は特に内申重視で、主要五科目以外も加算されるので、その点でも私には有利でした。結果、二学期の成績は体育だけが4、あとは全て5が並びました。ただ私は、学校のテストは範囲が決まっていて教科書の丸暗記で対応出来るので良く出来ましたが、実力試験では やや劣るという傾向がありました。でも、それも最後の方では校内で二番、女子の中では一番という成績を挙げ、母を狂喜させました。

この頃、私を最も混乱させたのは、その母でした。母は、私にはテスト等の成績に一喜一憂し、頑張れ頑張れと焚き付けるのに、他人と話す時は「どうせ受かるわけないのよ。」とか「だめで元々なのよ。」等と言うのです。中でも最悪なのは電話でした。家は狭くて古く、扉は全て襖《ふすま》で、防音というものは全く確保されていませんでした。私が勉強している所に、母の長電話で延々そんな内容を聞かされたら、苛々して来ます。私は本当に、母が何を考えているのか解りませんでした。母は、私が受かる訳が無い、と思っているのか？　それなら何故、喜んだりがっかりしたり、褒めたり注意したり、するのだろう？　私は段々そんな母と、電話を、憎む様になりました。そして最終的には“彼”が結論付けました。母も家族も誰も、みんな‘人間ども’なんだ。人間は、信じない。はい、終わり。・・・。

その高校は、内申点が相当のレベルに達していないと、試験でどんなに満点を取っても受からない様な高校でした。ですから、そもそも受けられる人が少なく、倍率は一倍を切る程でした。要するに、その高校を受ける事を中学校から許された人は、ほぼ全員が受かる、という事です。勿論、私も間違いなく受かると、誰もが信じていました。 高校受験の試験の時の事は、全く憶えていません。でも、どうやら、そこで私の良くない傾向が出てしまった様です。私は、その高校を落ちました。所《ところ》が、所が、・・別に謎掛けをするつもりはありませんが、その後、その高校に数名だけ欠員があり、私はそこに入れる事になったのです。当時は学区制もあった都立高校なので、一般的な補欠とは又 違うのですが、解り易く言えば、補欠合格です。数百名の内の一番下として、私はその高校に合格しました。　　私の人生は、いつも、そんな感じです。山あり谷あり、と言うより、山と谷しか無いのです。私は、振子です。両極端の間を揺れ動き、決して止まる事の無い、振子です・・・。

母は、私の合格が正式に決まった時、泣きながら私を抱き締めました。私には、よく解りませんでした。何もかも、よく解りませんでした。泣きながら抱き合って喜ぶという事が世の中に存在する、という事は本や漫画等を読んで知っていましたが、今が、そうすべき時なのかどうか、解りませんでした。母の考えも、相変わらず、よく解りませんでした。私は、ただ、棒の様に、母に抱かれるままで居ました。何の感情も湧かず、どう反応したら良いのかも解らず、ただ、自分が棒の様だった、という事が、強く記憶に残っています。

全員の進路が決まってから、かつて私をいじめた人、謝って回った人、そして憧れた人に会って、私は、いや“彼”は、‘勝った！’と思いました。今や立場は完全に逆転していました。“彼”は、もう同じ事は繰り返したくないと思い、これまでの自分のどこが悪かったのか、冷静に分析しました。そして単純に、運動が出来なかったからだ、と結論しました。高校では、誰も私の事を知らない。今まで何度、変わろうと思っても駄目だったけれど、次は、絶対に、変わる。この機会を逃してはならない！　私は、変わるんだ。運動部に入って、明るく振舞うんだ・・・！！　そう、固く、決意しました。

中学校３年期のまとめ

この時期も変化の時期ですが、私の変化よりも周囲の変化の方が、より大きかった様にも感じられます。

《私の変化》

- “彼”が完全に生活を支配する様になった　；‘人間は信じない’という信念に基づいて常に行動し、前向きとは言えないが、“私”の過敏性や受動型の傾向は一時的に陰を潜《ひそ》めた。
- 母への不信　；この背後には、ASD 特有の認知の障害が明らかにある。私には「本音と建て前」というものを理解する能力が無い。今でも、これは難しい課題である。

《周囲の変化》

- 同級生の年齢に応じた自然な成長　；男女に拘《かか》わらず、一つの目標に向かって団結して取り組むという志向が生まれ始めた。

- 高校受験　；個人個人の進路の決定が第一優先となり、他人の些細な言動に注意を向ける事が少なくなった。

➡ 私の自閉症は、根本的には変わらずありますが、相手側の受け止め方によって、どの様に違ったものとして感じられるか、という事が明らかになったのが、この一年間だったと言えるかも知れません。
一方、自分の中では、この頃は全く自覚していなかった“仮面”として行動する事が、明らかな成功として現れた最初の経験が、この時期にあったと思われます。

第８章
“私”の不在：“彼女”の完成（高等学校期）

その高校は、学校にしてはとても変わっていました。まず、制服が無い。生徒手帳も無い。従って校則も無い。何でも、学生運動の時代に、その高校でも学生運動の様な事が起こり、そういった生徒を縛るものは全て廃止されたのだそうです。今思うと、高校と言うより大学に近い雰囲気でした。入学式、校門を入った途端に、様々な部活のビラがどんどん手渡されました。私の手の中は、あっと言う間に紙だらけになってしまいました。私は、高校に行ったら絶対に運動部に入ると決意していました。体育の授業で団体競技は駄目だと思い込まされて来たので（実際はどうか解りません。周りの人が過度のプレッシャーや非難を浴びせない環境だったら、出来る様な気もします。)、又、中でも長距離走は比較的 良く出来たので、陸上部に入って長距離をやろうと決心しました。それで陸上部の説明会に行きました。所が、そこで前の席に座っていた女の子が「一緒に短距離やろう！」と、私にしたら、すごく熱心に誘われた気がして、そんな風に私に興味を示してくれる人に“彼女”はすっかり舞い上がってしまって、回って来たノートの「短距離」の所に迷わず○を付けてしまいました。（その人は、すぐには陸上部に入らず、途中から入って来た時には、何と長距離に入りました。）取り敢えず‘運動部に入る’という一つの目標は達成しました。そして、もう一つ‘明るく振舞う’という目標があります。今まで主に行動していた“彼”では「オタク」とか「ネクラ」と思われるだけだという、これまでの経験から、ここで“彼女”が前面に出て来ました。この頃の“彼女”は今 振り返ると、まだまだ不完全で、接する人を快適にさせるという存在とは程遠いものだったと思いますが、結果的に“彼女”は大成功を収める事になってしまいました。入った高校が良かったのだと思います。この高校は、中３の章で言った様に、主要五科目が出来るだけでは入れません。勿論、私が体育だけが出来なかったのと同じ様に、音楽が今一、美術が今一、等という人も多かったですが、総合すると、どの科目も ものすごくハイレベルなのです。

私はこの学校で初めて、私より芸術の出来る人たちに出会いました。芸術科目は選択制だったので私はとても迷いましたが、音楽は一人でも出来るし、美術は絵画が中心なのでつまらないと思い、工芸を選びました。工芸では木工やデザイン画や彫刻や籐細工等《など》、色々な事をしてとても楽しく、多くの人が素晴らしい作品を作るので驚きました。でも籐細工は、私の物が一番 独創的だったと思います。先生が写真に撮らせて欲しいと言いました。音楽のクラスでは毎年クラスコンサートというのがあって、私はいつも工芸の授業をサボって観に行きました。一人一人が自分のやりたい事を披露する発表会の様なものです。ヴァイオリンやヴィオラ、フルート、ハープ、中でも男性の弾くピアノの力強さに驚きました。それまでピアノの弾ける男子生徒になど、一度も会った事がありませんでした。 この学校には、いじめや仲間はずれなど、本当に存在しませんでした。皆、それぞれの個性とバイタリティーを持ち、他の人の個性も自然に認める、という所でした。私は、変わる必要など無かったのです。“私自身”のままでも、この高校だったらきっと受け入れられていたと思います。でも、当時の私には解りませんでした。私が変わったから、物事がこんなに上手く行っているのだと信じました。“彼女”は殆《ほとん》ど躁的とも言える程、よく笑い、よく話し、初めて訪れた「青春」を満喫しました。所が、困った問題がありました。“彼”は人を信じないと決めたのに、はっと気付くと“彼女”が人を信じようとしているのです。相変わらず毎晩泣きながら、“彼”は人を信じない気持ちを何度も再確認しました。あんな酷い事をした人間を、お前は又 信じようと言うのか？ いや、信じない。人間なんて、絶対に信じない。でも又、気が付くと“彼女”は信じようとしている。“彼”と“彼女”の闘いでした。“私”はもう、全く居ませんでした。この闘いは相当長く、恐らく一年以上は続きましたが、最終的には“彼女”が勝ちました。“彼女”の楽しさを手放す事は、最早《もはや》 出来ませんでした。・・・もう諦めて、人を信じてしまおう、と思った時の気持ちは、はっきりと憶えています。何年も、文字通り必死の思いで保って来た信念を捨ててしまうという敗北感と、捨ててしまう自分への罪悪感、又、その信念が無くても本当に大丈夫なのだろうか、同じ失敗を繰り返すのではないかという不安、そして更に、この闘いもとうとう終わるという、少しだけほっとした気分も入り混じった様な、そんな気持ちでした。私たち（ASD者）が一度 確立した信念を変えるという事は、これ程までに大変な事です。 ・・・とは言え、“彼女”はここで、これまでの人生で最高の成功体験を収めてしまいました。“彼女”は相変わらず真似っ子でした。クラスメイトのみならず、廊下などで見掛ける他のクラスの知らない人、部室（女子が少ない学校だったので、運動部の女子部室はまとめて一つしかありませんでした。）で見る先輩・後輩等の、‘いいな’と思える所は何でも真似しました。中学の時に読んだ漫画のキャラクターの色々な部分も“彼女”の一部になっていました。“彼女”には“彼”程、明らかなモデルはありませんが、その代わり実在・架空に拘《かか》わらず、良い（ポジティブな）イメージで思い浮かべられる全ての人物に“彼女”の部分が認められます。　部活では、陸上の短距離というのは正に純粋に、先天的な身体能力のみを必要とする競技なので、私には全く向いていませんでした。私は本当に一生懸命 練習しましたが、記録は一向に伸びませんでした。スポーツの意味では、部活に全く楽しみはありませんでしたが、“彼女”が（“彼女”にとって）深い人間関係を作りました。“彼女”は所詮、寄せ集め、継ぎはぎの人格で、「核」の様なものが無かったからかも知れません。男女、先輩、同輩、後輩、問わず“彼女”の周りはいつも楽しさに満ち溢れ、団結感がありました。練習は辛かったけれど、何よりも皆に会う事が楽しみで、私は毎日 部活に通いました。家に出来るだけ帰りたくなかった、という気持ちもあったかも知れません。家では又、別の問題が起こっていました。

家では、急にキャラクターを変える訳にも行かず、“彼女”を出すのは恥ずかしい様な感じもして、“彼”が全面的に行動していました。高校に入ってから、まず最初に驚いた事は、正にその4月を境にして、母が私に全く手を上げなくなった事です。母の躾《しつけ》はかなり厳しく、スパルタ式でした。門限や寝る時間等、厳しく決められていて、破ると家に入れてもらえなかったり物差しで叩かれたりしました。部屋を片付ける様に言われても、なかなかしないでいると「じゃ、これはいらないのね？！ これも！これも！！」と、窓から何でも投げ捨てられたりもしました。小学校頃までは、母が怒ると私はパニックになりフリーズして動く事も出来ず、文字通り、物理的に母に引き摺《ず》られて行くままでした。中学校頃からは私も段々慣れて来て、家から閉め出されても、鍵が開くまで辺りをぶらぶらして来る位の余裕は出て来ましたが、体罰はずっとありました。それが、高校入学を境にして急に無くなったのです。勿論、怒られる事は多々ありましたが、叩かれる事が全く無くなりました。私は不思議でなりませんでした。余りに不思議だったので、大人になってから母に尋ねました。でも母は、特別その時期という意識は無い様で、明確な答えは得られませんでした。今でも、この事は不思議のままです。

先程 言った家での問題というのは、この事ではありません。私が中3、姉が高3の時に、姉が摂食障害になりました。最初は誰も気付きませんでした。丁度その頃、六年間飼っていた猫が死んで、そのせいで姉は食欲が無いのだと皆思っていたし、姉もそう言いました。でも、姉はその猫をそれ程可愛がってはいませんでした。寝たきりになってしまった猫に何日も、練り餌を作って口に入れてやりスポイトで水をやってあげていたのは、私です。(この頃、私は猫に拘《こだわ》っていました。猫についての本を片っ端から読み、世界中の純血種の猫の名前やキャットショーで評価される基準等を全て憶えていました。)その最中《さいちゅう》に猫は吐いてオシッコをもらして、死にました。私は言葉にならない叫び声を上げました。この時は一瞬“私”だったと思います。あっと言う間に全身に蕁麻疹が出て、母が「もう寝なさい。」と言いました。　私が最初に、おかしい、と思ったのは、中学が終わった春休みに叔母の家に滞在し、帰りに家族が駅まで迎えに来てくれた時です。弾む様に人混みから出て来た人物が誰なのか、暫《しばら》く私は解りませんでした。姉はすっかり様変わりしていましたが、具体的に何が変わったのか、その頃の私には明確にする事が出来ませんでした。私が高校に入った時には、姉の異常は誰の目にも明らかでした。家は地獄の様になりました。食べる食べないで、母と姉は毎日喧嘩し、母は毎日の様に「こんな子に育てたはずはなかった。」と泣き、何もしない父の事を責めました。姉は自分は食べない癖に、父や私に大量に食べる事を強要し、拒否すると激怒しました。母と敵対しているのに母が外出すると怒り、近所に電話を掛けまくったりしました。母は私を唯一の味方として扱い、姉と父の愚痴を私にぶつけました。“彼”は、ひたすら聞き役に回りましたが、自分の家族の悪口を延々と聞かされる事は、余り良い気持ちがするものではありませんでした。と言うより、とても嫌でした。だから、家に居たくありませんでした。お気楽な“彼女”で過ごせる学校に行く事を、毎日待ち望んでいました。痩せこけた姉を見るのも嫌だったし、毎日繰り返される争い、家の中の緊張した空気が、本当に嫌でした。・・。ある日私は、区の図書館で摂食障害についての本を見付けました。読んでみて、私は驚きました。書いてある事全てが、姉にそっくりなのです。食べない事は勿論、人に食べる事を強要する事、料理番組や料理本等への過度の関心、更に母親への依存と反発まで、丸で姉の事を書いたのではないかと思う位、そっくりなのです。私は（“彼”は）、その図書館にある摂食障害に関係する本を、全て読みました。そして姉の状態が「神経性食欲不振症（Anorexia Nervosa）」という病名の付いた、はっきりした病気なのだという事を知り、理解しました。“彼”は、この家の嫌な雰囲気を改善したいというのもあって、何が悪いのか、徹底的に考えました。まずは、本にも母親の発言力が強い家庭に多いと書いてあり、家は正《まさ》にそういう家庭だったので、母にその事を理解してもらわないといけないと思いました。私が図書館で読んだ本の中で最も良いと思われるものを二〜三冊見繕って、母に渡しました。私が本で開眼されたのと同じ様に、母も理解してくれるのでは、と思ったのです。所《ところ》が母は、少し読んだだけで「Lobinが借りて来たのよ！読みなさい！！」と言って、姉に読ませようとしました。最悪です。全く“彼”の意図は母に伝わらず、それ所《どころ》か姉に、私が母の味方なのだという意識を強化させる事になってしまいました。母が姉に本を渡した時に、私は心の中で強く‘違う！違う！！’と叫びましたが、口に出して言う事は出来ませんでした。家は正に文字通り、母親の発言力が強い家庭です。母の認識を変えるのは不可能だという事を、この時“彼”は悟りました。更に“彼”は考え続け、自分が悪いのだと思いました。私は、いつも常に姉よりも良い成績を取って、ご褒美を貰っていました。姉の成績は頑張って平均位《くらい》でしたから、姉はいつも屈辱感を味わっていたと思います。姉は、私に勝ちたかったのだと思います。姉が親戚等から私より賞讃を受けていたのは、まず容姿でした。だから、その最大の武器を磨いて私に勝ってやろうと、姉は思ったのではないでしょうか。今でも、それは真実に近いと、私は思っています。

勉強の方では、やはり高校レベルになると丸暗記だけでは対応し切れなくなり、出来る科目と出来ない科目がはっきりして来ました。まず、物理は全く理解出来ませんでした。目で見て確認出来ない世界の話だからかも知れません。最初から最後まで、何を言っているのか、本当に全く意味が解りませんでした。同様に数学も、基礎解析まではそこそこの点数が取れましたが、代数・幾何、微分積分になると全く理解出来なくなりました。英語も段々出来なくなりました。でもこれは、それまでの教えられ方が私に適さなかっただけで、高3の半ばから英語の塾に行き、単語を覚えて長文を読む機会を多くしたら、ぐんと成績は良くなりました。私は今でも英語の文法（SVOC等）は全く知りませんが、日本語と同じ位 英語を読む事が出来ます。 最も得意だったのは、生物と国語です。これは、もしかしたら私の“拘り《こだわ》”の世界と関連していたからかも知れません。拘《こだわ》りについては別の章でも述べていますが、この分野に限って言えば、まず、私は物と同じ様に、動物がすごく好きでした。動物や植物等に関連する事ならば、遺伝や化学物質のサイクルといった目に見えないものでも、興味を持って学ぶ事が出来ました。そして読書は、物心付いてから現在まで、私には欠かす事の出来ないものです。所《いわ》謂《ゆる》「活字中毒」と言って良いと思います。小説でもノンフィクションでも学術論文でも何でもいい、日本語でも英語でもいい、とにかく何か読むものが常に無いと、私は落ち着きません。だから国語も、現代国語でも古文でも漢文でも、私は面白いと感じ、理解する事が出来ました。　　　うちの高校では、2年生までは皆 同じ授業を受け、3年生になってから理系・文系等を選択するシステムになっていました。私が理系である事は、とうの昔から決まっていました。母が薬学部に行きたかったのに大学に行けなかったので、私は小さい頃から「あなたは理系で社会（科）は苦手。」「あなたは薬学部に行く。」と刷り込まれて来ました。“彼”は、その通りに考えました。本当の“私”が、どうだったのかは解りません。すごく小さい頃は、動物が好きだったので「動物のお医者さんになりたい」と言った事もありましたが、それも「理系」という母の希望に沿ったものですし、獣医の仕事も「汚い面がある。」という理由で反対され、すぐ無しになりました。私は、ずっとずっと昔から薬学部に行く事が決まっていたし“彼”も、そう思い込んでいました。“彼”は迷わず理系生物を選びました。そういう学術的な事は“彼”の担当です。“彼女”は、ただ楽しければ良く、“彼”の選択には関与せず笑って過ごすだけでした。理系は化学が必須で物理・生物どちらかが選択だったので、“彼”が生物を選んだのは言うまでもありません。理系の大学の殆どは物理・化学を選択していた方が無難だったので、理系生物のクラスは十クラスの内 一クラスしかありませんでした。それだけに、このクラスは個性的な人の集まりでした。一人で行動する事が変ではない所《どころ》か、カッコいいと思える人が何人も居ました。“彼女”はここぞとばかり、そういう人たちと仲良くなって、本当に毎日毎日、笑って過ごしました。そして真似をしまくりました。もう、良い成績を取るなどという“彼”の考えなど、ほんの小さいものでしかなくなり、私は好きな科目はとことんやり、嫌いな科目はサボりまくりました。仲の良かった（と“彼女”は思っていた）人が、そうしていたからです。“彼女”は、とても自由でした。余りに“彼女”が自由で楽しかったので、私は“彼女”が自分自身だと思い込みました。この頃、私は急速に“私自身”を失って行ったと思います。この頃の事を思い出して客観的に記述しようとすると、私はとても‘痛い’気分になります。所謂「心が痛む」という感覚とは違うと思います。‘痛い’気分・・・自分でも、どう説明したら良いのか解りません。この前、坂本先生と会って、この本を書いている、その時の気持ち（フラッシュバック等）も書いていいと言われたので、そうしようとしていますが、上手く表す事が出来ません。多分、この頃は全く意識していませんでしたが、こうして文字となって“私”を失った経過を目《ま》の当たりにして、楽しさの裏で自分のしてしまった事の重大さが改めて感じられるのかも知れません。 何より、今、考えると、この学校では“私”を失う必要など無かったのですから・・・。　とは言え、この頃は“彼女”にとっての天国でした。繰り返しになりますが、今 思うと、この高校では“彼女”でも“彼”でも、そして“私”でも、きっと、どんな人でも受け入れられる度量がありました。でも結果的に“彼女”が主役になった時と、この高校に入った時期が一致してしまったので、私の中で“彼女”は益々、強化される事になってしまいました。後《のち》に“彼女”はもっと「痛い」目に遭いますが、それでも“彼女”はいつも笑っていました。高校という、ある程度守られ、ある程度自由な、特殊な三年間の間に“彼女”は完成されました。・・・・・。

高３の二学期になり、いよいよ進路の事を真剣に考える時が来ました。私が薬学部に行く事は間違い無い筈でした。所が、いざ真剣に考えてみると、私は薬学部に興味は無い事が解りました。私は何がしたいのだろう、と

“彼”と“彼女”は考えました。私は芸術が好きでした。中でも太刀打ち出来そうなのは音楽でした。でもピアノは人口が多いので無理だと思い、声楽をやりたいと思いました。この事をどう母に伝えるかが問題でした。口で直接言う事は、とても出来ませんでした。母は早朝の郵便局のパートに行っていたので、家族の中で一番最初に洗面所を使うのが母だという事は確かでした。そこで、私は手紙を書いて洗面所の鏡に貼るという方法を思い付きました。皆が寝静まるのを待ち、私は足音を忍ばせて浴室に行き、手紙を貼りました。母からどの様な反応が来るのか、とても不安でした。母は私の、そのおかしなコミュニケーション手段については特に言及しなかったので、その点は良かったですが、進路の希望については「趣味を仕事にするのは良くない。」という理由で却下されました。では、次に何がしたいか・・。私はその頃「心の世界」というものに、とても興味を持っていました。“私”が人の心というものを理解出来なかったからかも知れませんが、はっきりした理由は解りません。とにかく「心の世界」が知りたくて、図書館にある本を読み漁っていました。中には、後に精神科医になってから、高校生でそんなものを読んでいたとは、と驚かれる様な専門書もありました。「心の世界」と言って、まず最初に浮かぶのは心理学でした。私は文転をして心理学をやろうか、とも考えました。丁度その頃、どういうきっかけだったのかは憶えていませんが、陸上部の一つ上の先輩で筑波大学の医学部に行った人と文通をしていました。その先輩に私の考えを話したら、心の世界が知りたいなら心理学よりも医学部に行って精神医学を学んだ方が ずっと深く正しい事を学べる、と言われました。私は高3の二学期の半ばにして、医学部を受験しようと決心しました。東京では、医学部に行くという事は少なくとも当時は、かなり特殊でした。今の土地に来てから「成績の良い人は医学部に行く」という風潮に、とても驚きました。東京では、東大を始めとして成績の良い人が行くステイタスのある大学が沢山あるので、医学部は本当に医者になりたい人しか受けません。又、母に伝える小さなバトルです。私はいつもの様に、洗面所に手紙という方法を使いました。最初は、誰も思いも寄らなかった私の急な進路変更に母も親戚も戸惑い、反対されましたが、皆「医者」というステイタスに負けました。親戚の中で最も権力を握っていた母方祖父が、極端な学歴・権威主義者だったという事も大きいです。祖父が許せば、何でも正しい事になります。 さて、進路が決まれば次は、どこの大学を受けるか、です。これも陸上部の一つ上の先輩で早稲田大学に推薦で行った人が居て、他の人が受験勉強をしている中、早々と合格が決まってとても自由に過ごしていたので、私も推薦で大学に行きたいと思いました。でも、特に医学部となれば私立は学費が高いので論外で、国立大学でなければなりません。私は本屋でパラパラと受験雑誌を繰《く》り、国立大学で推薦があるのかどうか見てみました。私が活字中毒だという事は先程 触れましたが、その頃は某作家にはまっており、その作家が題材にしていた事の多い とある県は、私の憧れの地でした。何気なくその県唯一の国立大学の頁を見てみた所、推薦がありました。難点は推薦に落ちた場合、他の国立大学を受けられないという所でしたが、二次試験の科目は英語だけが必須で数学と理科は選択制、しかも一分野のみで良い、つまり私の一番得意な生物のみを選択すれば良かったのです。丸で私の為に作られた大学の様に感じました。それに、この頃の私は家から出たい気持ちで一杯でした。痩せこけた姉を見るのも、毎日の様に母が父を詰《なじ》り結婚しなければ良かった等という愚痴を聞くのも、もう沢山でした。医学部は、家から通える首都圏の国立大学は試験科目も多く余りにレベルが高かったので、地方の大学を受けるという事は、家から離れる最も合理的な手段でした。学校では、受験指導というものは全くありませんでした。各自が自分で受けたい大学を決め、模試も学校では行われず各自で予備校に受けに行っていました。特に理系では第一希望に一発で受かる人の方が珍しく、半数以上が浪人していたので、私も今年受からなくてもいいや、という気分でした。何しろ高３の後半から受験勉強を始めたのですから、十分なレベルに達していない事は自覚していました。案の定、私は推薦に落ちました。当然、二次試験にも落ちました。そして私は浪人生活に入りますが、別に気にはしませんでした。今でも、全てストレートで行かずに浪人したのは良い経験だったと思っています。

高等学校期の章ですが、浪人時代については特記すべき事は余り無いので、この章に含めてしまいます。　私は十分ではなかったとは言え、予備校の模試では常にハイレベルの成績を収めていたので、特待生で年間 数万円程度の費用で予備校に入る事が出来ました。でも私の浪人は親から一年限りと決められていました。予備校の授業は高校と違って、とても解り易く面白かったので、最初の頃はこれなら数学も出来るのではないかと思い、勇んで授業に出ましたが、やはり微分積分等は全く解りませんでした。私は早期に二次試験レベルの数学は諦めて、前年受験した大学 一本にする事に決めました。予備校で受ける授業も段々、厳選して行きました。生物だけは、絶対に毎回受けました。あの先生は、すごかった。本当に面白くて、私はどんどん生物の世界に引き込まれました。人気のある授業だったので、良い席を取る為には並ばなければならない程でした。私は毎回すごく早く行って、出来るだけ前の方の席を取りました。この生物の授業では、高校生物の範囲を超えて、専門的な生化学、生理学、遺伝学等の基礎を学ぶ事が出来、現在の職業にも、とても役立っています。そして予備校の後半には、私はもう生物の授業にしか行かなくなりました。それ以外の時間は、ひたすら家でセンター試験の為の暗記を確認したり、英語は毎日一つ新たな長文を読むだけで十分でした。そういう勉強法が、私には合っています。私はめきめき成績を上げ、予備校の模試ランキングの上位者に常に入る様になりました。特に生物は、一位を取った事も何度かあります。前年受験した大学 一本に絞ったつもりでしたが、東大の理二も一部、英語・生物だけで受けられる部門があって、模試でもかなり良い判定でした。私は一時ブランドに目が眩《くら》んで、迷いました。しかも、理二から各学年十人程度は理三（医学部）に移れるチャンスがあるのです。予備校の相談室に相談に行ったら、東大を受ける事を勧められました。今では解ります。予備校にとっては、地方の医学部よりも東大の合格者数を増やす方がイメージアップになります。予備校に相談するのは無意味でした。結局、私はA日程で一本のつもりだった大学の医学部、B日程で北海道大学の獣医学部、後期で東大の理二に（多分、当時の制度ではそうだったのではないかと思いますが、はっきり憶えていません。)、そして滑り止めに私大の獣医学部に願書を出しました。滑り止めを受ける、という事は私のセオリーにはありませんでしたが、浪人はこの一年だけなので、万が一の為に受けました。センター試験もほぼ完璧でしたし、二次試験も面接も手応えがあったので、自信はありました。そして目出度く、第一志望の医学部に合格しました。これで正々堂々と家を出られる。自由になれるんだ・・・！“彼女”はその日を心待ちにしました・・・。

高等学校期のまとめ

三年間を纏《まと》めて書いたら、予想外に長くなりました。でも、この期間は学年毎にはっきりした違いがある訳ではなく、同じ流れで経過しているので、一続きのものとして書いた方が良いと思いました。

この時期で最も顕著な事は、“彼女”の台頭です。“彼女”が余りに自由で楽しかったので、私は“彼女”を自分自身だと思い込みました。“彼女”が本当の自分で、“彼”が家族等《など》に対する仮初《かりそめ》の姿なのだと思いました。“私”は完全に忘れ去られ、存在しませんでした。　何故この様な事が起こってしまったのか、今、考え付く要因を挙げてみようと思います。

- “私”の「自我」というものが非常に脆弱※注であった　；この事は紛れも無い事実ですが、では何故そうなのか、という点については、未だに私の中で明確になってはいません。思い付く事と言えば、
  ○私が「受動型」の自閉症である。
  ○母親と祖父の発言力が非常に強い家庭環境で育った。
  という事位《くらい》ですが、これだけでは十分な説明になっていない気がします。

  ※注：自我が脆弱であるとは、「自分自身」という確固たる意識を持てない状態、即ち、認識・感情・意志・行為 等の主体を外界や他者と区別する事が困難な状態、という事である。自我の脆弱性は色々な精神疾患で認められるが、その程度は個人によって様々である。少なくとも私は、私程《ほど》 自我が脆弱な人には今まで会った事が無い。

- 目で見たものを過剰に強く記憶に焼き付ける傾向　；これは、この時期に限った事ではありませんが、“彼”や“彼女”といった“仮面”を作る上で大きな影響を及ぼしました。本や漫画や実際に見た人のイメージを記憶して、私は本来の“私”とはかけ離れた人格、“仮面”を作り上げました。

- 私の異常、障害については、やはり気付かれる事が無かった　；これは上記“仮面”の形成と悪循環し合います。私が定型発達としての生活を強いられる程、“仮面”を完成化、強化させ、“仮面”のカムフラー

ジュで周囲が“私”の障害を知る事を困難にさせたと思います。

➡ 結果的に“仮面”ばかりが成長し、発達し、学び、経験し、“私”の「自我」は完全に、忘れ捨て去られた。自我の発達を伴わない、表面的な、一時的なコミュニケーション・スキルの独り歩き。

第９章
“彼女”の支配：“私”に残る傷（大学期）

“彼女”は家から遠く離れた所で暮らす事が嬉しくて堪《たま》らず、勇んで大学のある土地にやって来ました。もう、ここでは真面目な“彼”を演じなくてもいい。学校でも家でも、面白おかしい自分だけで居られるんだ・・！　その通り“彼女”は常に二十四時間、面白おかしく過ごしました。母や高校時代の友達や文通相手からの手紙にも、返事を書かなくなりました。最初は電話も引いていませんでした。さすがに、それでは同級生との連絡に支障を来《きた》したので、暫《しばら》くしてから電話は契約しましたが、母には言いませんでした。何しろ母は、私が当地に来てから二〜三日 連絡をしなかったら、電報を送ってきた程 過干渉だったので、母に知らせたら頻繁に電話が掛かって来るだろう事は明らかでした。“彼女”は、ここの生活に、家族や家の雰囲気を持ち込みたくはありませんでした。“彼女”は糸の切れた凧の様でした。楽しい事が起こりそうな所にはどこでも顔を突っ込み、昼も夜もなく遊び回りました。寝たり起きたり食事したり、そういう事が誰の干渉も受けずに出来るのは、夢の様な自由でした。中でも飲み会は“彼女”の一番のお気に入りでした。アルコールによって“彼女”は更に躁的になり、少し子供っぽくもなり、皆を笑わせ“彼女”も笑いました。“彼女”は絶対に飲み会の最後まで帰りませんでした。自分が帰った後に何か楽しい事が起こっているのでは、と考えると途中で帰るなどという事は“彼女”には論外でした。“彼女”は眠気も疲れも感じませんでした。それに、帰るタイミングが解らなかったという所もあるかも知れません。飲み会は「終わり」というものが、はっきりしていないと思います。最後の一人になれば、さすがに終わりだと解りますから“彼女”は、それまで居続けました。その間がずっと楽しいのですから、何も言う事はありません。　　部活は、陸上は才能が無いともう解っていたので、大学ではバスケットボールかソフトボールをやりたいと思っていました。でも当時の医学部には、両方とも女子部はありませんでした。仕方が無いので又、同じ陸上部に入り今度こそは長距離をやろうと思いました。ここでも“彼女”は先輩からも可愛がられ、同学年は結束し、後輩からも慕われました。

大学２年の半ば頃、私は初めて男の人と付き合いました。同じ陸上部の同級生で、一年近く「友達以上、恋人未満」という状態が続いた後、付き合う事になりました。その人は、今思うと少し変わった所がありました。いや、私が変わっていたので相手にそういう行動を取らせてしまうのかも知れません。解りませんが、まず、私たちが付き合っている事を絶対に誰にも言ってはいけないと言われました。又、どんなに遅くなっても断固として私の部屋に泊まろうとはしませんでした。その人は軽自動車を持っていましたが、決して私の送り迎えはしてくれませんでした。急な大雨の中、歩いている私の傍を通り掛かっても「車がぬれるから。」と言って乗せてくれませんでした。そして、何度か突然、私を無視しました。どうして無視するのか訊いても無視されるので、すぐに私の為す術《すべ》は無くなります。その人はそこまで意識していなかったと思いますが、「無視」は私が最も恐れる行為です。小・中学校の時のおぞましさが甦ります。私は再び無視される恐怖に、その人に話し掛ける事も顔を合わせる事も出来なくなりました。学校で会っても、他の友達に隠れる様にして、面と向かうのを避けました。親しい友達が段々その人のしている事に気付き、もう止《や》める様に言ってくれて、やっと無視が解けました。何故、その人がこういった事をしたのか、未だに私には全く理由が解りません。“彼女”が余りにイエスマンだったので、色々な事をして試してみたかったのでしょうか？？・・解りません。それでも私がその人との付き合いを続けたのは「Lobinちゃんは繊細だよ。」という、たった一言のせいだったと思います。「“彼女”」と言っても、余り女らしくはありませんでした。女の子同士の付き合いは苦手で、友達は殆《ほとん》ど男ばかりでした。何故、女性同士のグループというのは見え透いたお世辞を言い合ったり、やりたい訳ではなくてもしなければいけない暗黙のルールが、あんなに沢山あるのでしょう？　高校の三年間で、独りで行動する事も恥ずかしいと思わなくなっていました。その為“彼女”は「図太い」とか「豪快」とか思われ、「何を言われても傷付かないだろう。」と決め付けられました。いくら“彼女”でも全く傷付かない訳ではありません。いや、実際は“彼女”の笑顔の裏で、心無い一言一言に、いちいち傷付いていました。私の事を大して知りもしない癖に、何故そんな風に決め付けて言えるのか？と。私の事を初めて「繊細」だと言ってくれた人に、“彼女”は全幅の信頼を寄せました。その人と、生まれて初めてセックスも何度かしましたが、上手く行きませんでした。失礼ながら私はずっと、その人は不能なのだと思っていました。でも今は別の人と結婚し、子供も何人か居ます。多分、私の方の問題で、上手く行かなかったのだと思います。“彼女”は日記まで、その人が何時《いつ》でも読んで良い事にしていました。“彼女”は本当に馬鹿でした。日記は人に読ませるものなどではない、という事を知らなかったのです。その人が読むと解っていながら、日記には本当の事を全部書きました。付き合って二年位《くらい》経った時、“彼女”は陸上部の先輩の一人が好きだと日記に書きました。“彼女”の躁的な部分と、とても波長の合った人でした。御丁寧に“彼女”は、先輩の好きな所とその人の嫌いな所を列挙して書きました。それを読んで、その人は別れて行き、先輩とも何となく話し難くなりました。結局、皆を傷付けましたが、“彼女”は‘日記を人には読ませない’という事を学んだだけでした。

その後 暫くしてから、高校の陸上部のOB会が東京でありました。そこで、噂には聞いていたけれど会った事の無かった人に会いました。私が入学するよりも前に卒業した先輩で、現役で東大に行って大学院にまで進んでいるという事で、時々名前は聞いた事がありました。私には印象的な名前だったので、記憶していました。実際に会ったその人は予想外に見映えが良く、付き合っていた人と別れたばかりだとの事で落ち込んでいました。“彼女”は、たちまちその人に惹かれました。こちらのアパートに帰ってから“彼女”は一大決心をして、その人に手紙を書きました。突然こんな手紙を受け取って驚くと思いますが、好きになってしまいました、と、連絡先を添えて、出しました。その人からの返事が余りに早かったので、私の方が驚きました。電話が掛かって来ました。こんな告白を受けてとても嬉しい、是非付き合いたい、と言われました。でも、その人も少し、おかしかったです。OB会があったのが年末で、春休みに“彼女”は会いに行きましたが、初日にいきなり鍵を渡されました。多分その人は、前の彼女と別れた傷心で思い余ったのだと、今では思います。“彼女”も急展開に、どうしたら良いのか解りませんでしたが、有頂天になりました。いつもは帰省しないゴールデンウィークにも、その人に会う為に帰りました。“彼女”は集団の中では躁的で輝いていましたが、一対一のコミュニケーションは上手く出来ませんでした。“彼女”は文字通り、その人に着いて行くだけで、殆ど会話もありませんでした。最初の頃は、その人から電話が掛かって来る事もありましたが、段々少なくなりました。私が電話を掛けても何を話したら良いのか解らず無言が続き、それでも私は電話を切る事が出来ず、終いには受話器の向こうから寝息が聞こえる始末でした。夏休みには、突発的に一緒に京都に行く事になりました。泊まる所も何も決めていなくて、夜は宿を求めて歩き回りました。どこも空いていませんでした。段々その人の機嫌が悪くなっている様に感じましたが“彼女”は、やはり着いて行くだけでした。やっと見付かった所はラブホテルでした。私は生まれて初めてラブホテルに行き、そこで恐らく、処女を失いました。ものすごく痛くて、訳が解りませんでした。今思うと私は過呼吸になり、終わった時には痙攣した様になって、全く動く事も口をきく事も出来ませんでした。私は、それがセックスだと理解しました。実際それに近いものだと、今でも思います。秋頃にはすっかり、その人とは疎遠になっていましたが鍵を持っていたので、帰省した時には勝手にその人の部屋に行きました。その人は、もうすぐ引っ越すつもりだと言いました。「ふーん」と“彼女”は言いました。その休みの終わりに、その人は「引っ越しもあるから鍵を返して。」と言いました。“彼女”は、すぐに返しました。正直、この関係をどうしたら良いのか“彼女”も困っていたのです。鍵を返して清算されました。それ以来、その人とは何の交渉もありません。

大学生活の方は、全体的に上手く行っていたと思います。地方の国立大学医学部の学生というのは、大まかに二つに分かれると私は思います。一つは、親が医者だったり高校の成績が良かったから、という理由で入って来た、比較的 裕福な家庭の人たちです。もう一つは、本当に医者になりたいけれど経済的に国立大学にしか入れなかった、という人たちです。私は明らかに、後者に属していました。入学当初は色々な所に顔を出していましたが、お金持ちグループの遊びには、まず経済的に、そして思想的にも着いて行けませんでした。でも、敵対したという様な事は全く無く、特に仲の良い五～六人以外の人とも、“彼女”は適度な距離を保ちながら上手くやっていました。 お金持ち、貧乏に拘《かか》わらず、皆バイトをしていました。最も率が良く、皆がしているバイトが家庭教師だったので、私も家庭教師をする事にしました。でも私の家庭教師は、持って数ヶ月で全てクビになりました。今はある程度、その理由が解ります。教えるのは“彼”の専門でしたが、家庭教師というものは、ただ勉強を教えれば良いのではなく、個人的なコミュニケーションが必要でした。“彼”には、その能力はありませんでした。ここに“彼女”も参加出来ていれば、とも思いますが、所詮“彼女”も一対一のコミュニケーションの場では役に立たない存在でした。家庭教師は自分でも余り居心地が良くなかったのもあって諦め、丁度 大学の近くの喫茶店でアルバイトの募集をしていたので面接を受けに行きました。ウェイトレスは“彼女”の憧れの職業の一つでもありました。私を面接したおばさんは、私が医学部の学生だと知ると急に「ここは客商売で、お客にサービスしたり、洗い物など苦労も引き受けなければならない。」と、説教めいた口調になりました。そんな事、いくら“彼女”でも解っている。誰が、そんな事も知らずに喫茶店のアルバイトをしようと思うか・・・？　何日待っても、喫茶店からは採用とも不採用とも何の連絡も来ませんでした。仕方なく“彼女”は自分で電話しました。「すでに決まっている人がいるので募集は締め切った。」と言われました。今、常識的に考えても（私が本当に常識的に考える事が出来ているかは解りませんが・・・。）馬鹿にした対応です。何故この様な対応を受けたのか、本当の理由は今でも解りません。単純に私が医学部の学生だったせいなのか、それとも“仮面”の私でも、やはり何かが「変」だったのでしょうか・・・？　　バイトは、もう諦めました。家賃を含めて月に十万円の仕送りでしたが、切り詰めれば、やって行けない事はありません。嫌な思いをしてバイトをしてお金を稼ぐより、節約しても嫌な思いをしない方を選びました。　　勉強の方は、割と楽でした。大学では試験でも出席日数でも、概ね六割以上取っていれば進級出来るので“彼女”が情報を集めれば“彼”が得意の暗記力で十分 対応出来ました。それに「病気」は私の拘《こだわ》りの一つでした。幼い頃から、私は何故か「病気」にものすごく興味がありました。漢字も知らない内から「家庭の医学」や百科事典を読み、図書館で色々な病気についての本を借りました。だから大学で更に色々な病気について深く学ぶ事は、楽しくさえありました。

音楽は、やはりいつも共にありました。アパートの部屋には勿論ピアノはありませんでしたが、大学の教養部に教育学部生の為の練習室がありました。二十位《くらい》の小部屋にアップライト式のピアノが一台ずつ置いてあるのですが、その殆どが調律されていない所《どころ》か黴《かび》臭く、音の出ない鍵があったりしました。数台の比較的良いピアノは音楽科専用になっていました。でも夜なら誰も居ません。当時はセキュリティも厳しくありませんでしたから、私はよく夜中に忍び込んで、良いピアノを弾きました。最初は誰かが入って来るのでは、近所迷惑なのでは、等びくびくしていますが段々夢中になります。やがて夜が明けて来て明るくなり出しますが、それでも私は弾き続けます。眠気は感じませんし、寒さ等《など》もどうでも良くなります。このピアノを弾き続けていられるのなら・・・。でも学校が始まる前、他の学生等が登校して来る前には帰らなければなりません。私は名残惜しく、ピアノにさよならを言って家路に着きます。外に出ると、今がどれだけ寒く自分が疲れ果てている事を感じますが、心は満たされています。・・・。クラシック以外は音楽ではないと、ずっと思って来た私ですが、大学の後半になってロック音楽に目覚めました。私もバンドをやりたいと思いました。かと言って大学の軽音楽部には今更 入り難いし、部活には私の求めているものは無い様な気がしました。地元のタウン雑誌の募集欄を何気なく見ていたら、社会人バンドサークルのメンバー募集の記事がありました。“彼女”は早速 連絡を取りました。そこにはあらゆる職業、年齢、人柄の、本当に色々な人が居ました。“彼女”は医学部とは何と狭い、画一的な所なのだろうと思い、世界を知った気になりました。又、このサークル入会を機に“彼女”の空前の「モテ期」が始まりました。とにかく大袈裟ではなく、会う男性 全てが告白して来るのです。これには、少なからず混乱させられました。それ以前にも、今思うと告白だったかも知れない、という事は何度かありましたが、私にとっては遠回しなアプローチだったので、リアルタイムに気付く事は出来ませんでした。ただ“彼女”が笑い飛ばすか“彼”が無愛想に対応するかで、今考えると相手を傷付けたかも知れないと思う事は沢山あります。でも、ここへ来て皆が連続して、かなり直接的なアプローチをして来ました。ある人は、一度 一緒に映画に行っただけで「オレたちは付き合っているだろう。」と言って、いくら断っても執拗に電話を掛けて来たり家の近くまで来たりしました。こういう極端な行為には“彼”が対応出来ます。最後には“彼”が出て来て「あんたなんか嫌いだ、迷惑だ、近寄るな！」と言ったら、その人はびびって接触して来なくなりました。最も対処に困り、“彼女”は笑って従うだけで、そして今でも私に激しいフラッシュバックを惹き起こさせる行為は、セックスです。私には人に対する“love”は無いと先述しましたが、性欲についても同様です。それ所《どころ》か未だに、私は自分の性別に関する確固たるアイデンティティー（自我）を持つ事が出来ません。だからこそ、“彼”と“彼女”という両性具有の様な二つの“仮面”を作り上げたとも言えます。セックスを気持ち良いと感じた事は一度もありません。いや、そんな言葉では、とても足りない。心の端にチラッと浮かんだだけでも鳥肌が立ち、体が震え、名前の付けられない大波の様な感じが襲って来ます。涙が出れば、まだいい。この感じが何なのか解らないので、大抵は泣く事も出来ません。泣く様な感情なのかどうか、解らないのです。余り、その‘波’が強くなると、私は自傷をしてしまいます。頭を叩いたり打ち付けたり、髪を引っ張ったり、一番‘波’が大きい時は自分の腕に噛み付いてしまいます。この‘波’が訪れるのは、セックスの事を思い浮かべた時だけではありません。‘波’とはフラッシュバックと同義だと考えてもらっても良いかも知れません。色々な時に、セックスに限らず色々な‘波’が襲って来て、その‘波’をやり過ごす為に、私は自傷を必要とします。 しかも私には触覚過敏もあります。私は人に触れる事が出来ません。人に一瞬触られるだけでも、電気が走った様にビリッとなります。それなのに、“彼女”は、“彼女”は・・・・！ 謂わば‘同意の上でのレイプ’です。“彼女”は喜んでいる振りさえ、した。気持ちいいという振りさえ・・・。・・・いいえ。いくら“彼女”であっても、どんなに“彼女”と“私”が掛け離れていようと、それをしたのは、私以外の何者でもない。この点で私が自分を許す事は、一生 出来ないと思います。私が作り出した“仮面”が、自分自身に永遠に癒えない傷を付けた。だから・・・！ こんな事は私だけで沢山です・・・十分です。お願いです・・・。当事者も、周りの人も、こんなになる前に、気付いて下さい。お願いですから・・・・・。　　　ある人は、その時 別の女の人と暮らしていたにも拘《かか》わらず、私の部屋に来てセックスをしました。どうしてそういう事になったのか、憶えていません。“彼女”は大した理由も無く簡単に人を部屋に上げてしまいます。イエスマンの“彼女”には、相手が望む事を断る能力はありません。その人の事は大嫌いでした。威張り散らして虚勢を張る、やくざでした。その人は私に経験したくもない行為を要求し、“彼女”はその通りにしました。そして・・・・。あぁ、ゾッとします・・・。いくら“彼女”でも体の方が拒否し、猛烈な吐き気に襲われて急いでティッシュを取って吐き出しました。その人は「そうか、苦かったか、ウェッヘッへ。」と笑いました。次の日も昼間から、山程の煙草を持って、その人はやって来ました。さすがに“彼女”も、その人と付き合い続ける事には危険信号を感じて、一緒に住んでいる女の人に悪いから、という理由で何とか玄関先で帰ってもらいました。後日、その人から「誰とでもやってるんだろう。」と言われましたが、そんな事を言われても“彼女”はニコニコしているだけでした。大分 後になってからその本当の意味が解った時、多少は傷付きましたが、実際、当たらずとも遠からずでした。その後も“彼女”は、酔っ払って行きずりの男にホテルに連れ込まれたり、部屋に上げてしまったり、という事を続けていました。“彼女”は、それがどれ程 自分を傷付けているのか気付きもせずに、‘あーあ、又やっちゃった’と思うだけで、同じ事を繰り返しました。　真面目に紳士的に、手紙で告白してくれた人も居ました。でも、その時には“彼女”はすっかり訳が解らなくなっていました。次々とアプローチして来る男性に、どう対処したら良いのか解らなくなっていました。いや、元々私には、どの人が本当に良い人なのか判断する能力はありません。ただ“彼女”にも、自分が今 混乱しているという事は解りました。だから正直に返事を書きました。手紙という媒体を介してだったので言い易かった、というのもあると思います。サークルに入ってから、色々な人から告白をされ過ぎて、今あなたの気持ちには応えられない、と返事をしました。その人は、待っている、と言いました。私の心の整理が付くまで待っている、と言いました。優しい人だったのだと思います。“彼女”は見事に、その人の優しさを裏切りました。その舌の根も乾かぬ内に“彼女”は、その人の目の前で別の人に囚われました。最初に出会ったのは、サークルのライブ打ち上げの時でした。その別の人は自分のバンドはメンバーの都合で一時休止中でしたが、ライブを見に来て打ち上げに参加していました。とても背が高くてスリムで格好良く、そして明らかに“彼女”に興味を示していました。“彼女”は、はっきり言って面食いでした。と言うより多分、“彼女”には外見位しか、確実に‘良い’と判断出来る材料は無かったのかも知れません。こんなに格好良い人が自分に興味を持っている、という事に“彼女”は舞い上がりました。二次会、三次会、と“彼女”はいつもの様に参加し、最後に解散になった時に、その人は両手を広げて私を通せんぼしました。そしてホテルに行きましたが、そんな行動も舞い上がった“彼女”には、男らしく見えました。私たちは付き合う事になりました。その人は当時は誰も持っていなかった携帯電話を持っていたり、お洒落なレストランやバーに連れて行ってくれて私の為に椅子を引いてくれたり、料理を取り分けてくれたり、勿論 全て奢りだったりで、今まで“彼女”が会った事の無いスマートな人に見えました。職業は飲食業で、いかにもという感じでした。益々“彼女”は舞い上がりました。年齢もかなり上で、私の事をとても子供扱いしました。“彼女”は、子供扱いされる事にも弱く、それだけで自分の事を本当に解ってくれる人なのだと思ってしまいます。やがて、その人は私の部屋に一緒に住む様になりました。私の生活は段々、狂って行きました。それまで定期的に行っていた掃除や洗濯や布団干し、といった日常のリズムが崩れて行きました。突然、誰かがやって来ると私は、とりあえず小さなロフトに全ての物を上げます。それを片付ける余裕が無い内に又、その人が来るという繰り返しで、私の部屋のロフトはとんでもない事になってしまいました。

学校の方では5年生になり、そろそろ臨床実習が始まり出しました。四～五人のグループで数日～一週間の単位で各科を回り、講義を受けたり、それぞれ担当の患者さんを当てられて、最後にその患者さんの疾患についてのレポートを提出します。高校の頃からこの頃まで、私はいかに自分の文字を活字の様にきれいに書くか、という事に拘《こだわ》っていました。でも、そうすると字を書く事にばかり意識が集中して、授業等は全く頭に入っていない事に気付きました。ある日、私は全くノートを取らずに講義を受けようと決心しました。その分、頭にしっかり焼き付けようと私は身動きもせずに、じっと聞いて、見ていました。すると講師の人が急に激怒しました。「君はノートも取らずに、ちゃんと聞いているのか！」と。私は、ちゃんと聞いていました。何故その人が、そこまで激怒しているのか解りませんでした。“彼”は‘うるさい人が何か言っている’という感じで、意味の解らない言葉（音）が浴びせられるのを、しゃんと顔を上げたまま、やり過ごしました。後から同じグループの人に「Lobinちゃん、謝らないからドキドキした。」と言われました。どこで何を謝るべきだったのか、私には解りませんでした。でも大体に於いて“彼”は上手くやっていました。特に外科系は楽しかったです。手術室に入る前には「手洗い」というのがあります。最近はドラマのシーン等でも、よくその場面が出ますが、どれも少し間違っています。実際は、手をブラシと洗剤で擦ったり水で流したりする時には、必ず指先から始めなければなりません。指先が最も「清潔」で体幹に近付く程「不潔」になるからです。一度 指先より離れた所に触れたブラシや水は、決して再び先の方に触れてはなりません。でもガウンを着て手袋をはめてしまえば、ドラマの様に両手を上げている必要はありません。私は、この「手洗い」に夢中になりました。‘よし！完璧だ！’と思って看護師さんにガウンを着せてもらおうとした時に、看護師さんが「うわー、ビショビショ！」と言いました。ふと下を見ると、自分の術衣の前面が全てびしょ濡れになっていました。私は看護師さんに言われるまで、全く気付きませんでした。「手洗い」を完璧にやったという事しか頭には無かったし、着衣が濡れているという感覚も無く、目にも見えませんでした。この事は、これも ASD の特徴的症状であるシングルフォーカスあるいは中枢性統合（Central Coherence, セントラル コヒーレンス〈コヘレンス〉）の障害※注と呼ばれるものを表す、良い例だと思います。要するに、ある点だけに過度に集中し他が全てお留守になってしまう、又は集中の焦点がずれている、という状態です。　形成外科の細かい手技も、私の拘《こだわ》りを惹きました。　私にとって一番 辛かったと言って良い実習は、小児科だったと思います。最初に私は比較的 軽症の大部屋に居る患者さんを当てられましたが、何故か解りませんが途中で担当を変えられました。二番目に紹介された子は個室に居て、早く言ってしまえば、もう助からない子供でした。顔も体も真っ黄色で、お腹はぱんぱんに腫れていました。それでも、まだ元気で、紹介された初日はミニカー等で一緒に遊びました。何より私が耐えられなかったのは、明らかにやつれ果てたお母さんがずっと見ている事でした。私の居た大学病院の小児科は原則的に親が付き添います。入院が長期に亘り、又 明らかに病状が悪くなっている事を目《ま》の当たりにしているお母さんの前で、私はその子と楽しく遊ぶなんて、とても出来ませんでした。私は二度と、その病室を訪れる事はありませんでした。カルテと教科書だけでレポートを書きました。最終日に教授が「○○ちゃんが、お姉さん来なかったって言ってたよ。」と言いましたが、行けるものですか・・・！　この実習で知りました。子供は元気だから可愛いのです。元気だから安心して見ていられるのです。明らかに死期が迫っている子供と、特にそれを知っている親御さんを前にして、お母さんが発するマイナスのイメージが満ち満ちた部屋で、私は平静を装って過ごす事は出来ませんでした。　精神科の実習では、私は患者さんに大人気でした。担当の患者さんだけではなく、何故か私がデイルームに居るだけで色々な患者さんが、わらわらと寄って来ました。中でも、ある躁病の中年の女の人は、私の事を「Lobin ちゃん、Lobin ちゃん。」と呼んで話をしたがりました。

臨床実習が終わると卒業試験が始まり、その後は国家試験の準備です。どちらも殆ど、過去問題と回って来る情報の暗記で事足りたので、私には大して苦になりませんでした。情報を集めるのには“彼女”が少し愛想を振り撒《ま》けば良かったし、試験を受けるのは“彼”でした。卒業試験の時期にもライブ活動は平行してやっていました。難関の一つである第一内科の試験の前日にクリスマスライブがありましたが、打ち上げまでしっかり参加しました。前々日までに暗記は全て済ませていたので、別に心配はありませんでした。逆に、周りの友達の方から心配されましたが、卒業試験は全て追試を受けず無事に終えました。その後は授業も無く、ひたすら国家試験の準備です。私は時々模試を受けたり情報を集めに行ったりする以外は、浪人の時と同じ様に、家で一人で過去問題の暗記を繰り返しました。他の人たちが何故わざわざ学校で勉強をしたがるのか、私には全く理解出来ませんでした。授業も無いのに寒い中、重い参考書を抱えて学校まで行く事は、私にとっては無駄な労力でした。家の方が、疲れたら自由に横になったり少しテレビを見たり、食事もトイレも誰も気にせず出来ます。する事は暗記だけでしたから、受験勉強より遥かに楽でした。でも友達の間では、私が国家試験に落ちる人の第一候補になっていました。皆が何をそんなに心配しているのか、私には解りませんでした。私は自信がありました。模試は二回しか受けませんでしたが、どちらも合格点に達していたし、受けなかった模試も友達から借りて、過去問題等に無かった部分を暗記すれば良いだけの話です。本番の試験は別の県でありましたが、私は宿泊に必要な物以外 何も持って行きませんでした。重い参考書を何冊も持って歩いている他の人が滑稽《こっけい》に見えました。私は今まで受けたどんな試験にも、参考書や教科書を持って行った事は一度もありません。もう、やるべき事は全てやっているのだから、直前にそういった物を見るのは緊張を高めるだけで、むしろ何もせずに頭を休めて本番に備える、というのが私の持論です。東京から今の大学に受験に来た時も、何も持って行きませんでした。友達は、やはり私の荷物の余りの少なさに、大丈夫かと心配しました。結果は私には当然の事、合格しました。付き合っていた人がシャンパンとグラスとバラの花を一輪持ってやって来たのには、びっくりしました。そんな大した事ではないのに・・・。でも“彼女”は、ときめきました。

その後は、卒業までに自分の進路を決めなければなりません。私は精神科医を目標に医学部に入りましたが、六年間学ぶ内に、他の科への興味も出て来ました。最後まで迷ったのは形成外科でした。手先がとても器用で細かい作業が好きだったので、自分に向いていると感じたのです。でも理由は憶えていないのですが、結局 精神科一本に絞りました。ただ、この時点では東京に帰って就職する事も考えていました。実際、東京の幾つかの病院の精神科や心療内科に実習や面接に行きもしました。最終的に私が この地に残る決心をした決め手となったのは、当時 私の大学の精神科の助教授だった先生の言葉でした。その先生は東大出身で東京の事情にもある程度 通じており、首都圏の大学は入局者が多く十分な研修が受けられない可能性が大きい事、又、研修は出身大学で受けた方が色々な面で良い事等を説明してくれました。私も就職という新たな道を、更に誰も知り合いが居ない場所で始めるより、六年間学んで来て、同級生の殆どと一緒に、この大学に就職する方が、ずっと楽だと思いました。母は不満そうでしたが、研修が終わったら帰って来るかも知れないと“彼”がなだめました。本当は、帰るつもりはありませんでした。今の大学に入局する事を決めた時に、私は この地に永住する決心をしていました。

※注：シングルフォーカスとは本文に書いてある通り、一点のみに過度に集中し他の物事に全く注意が向けられない状態である。それだけに、この集中力は定型発達の人からは想像出来ない程 凄まじく、特殊な能力として表れる場合もある。中枢性統合の障害とは、注意の取捨選択が上手く出来ず、定型発達の人が注意を向けない様な情報も全て同様に入って来てしまう、という状態である。

この二つの状態は、一見すると相反する様であるが、表現形としては同じ様に見える事がある。私の「手洗い」の例で言うと、「手洗い」に一点集中していた事は勿論であるが、着衣の濡れやその他の視覚・聴覚・触覚 等の情報は同じ様に入力され、着衣に特別な注意を払わなかったという面もあると思われる。

大学期のまとめ

この時期、最も大きな変化の まず第一は、実家から物理的に離れたという事だと思います。そのため実生活で“彼”の出番は少なくなり、“彼女”のみが益々、一人歩きしました。勿論“私”が消えていた事は、言うまでもありません。生活の殆ど全てを“彼女”が取り仕切り、勉学や威厳を必要とする場面では“彼”が登場しました。そういう生活も良いのではないかと言われるかも知れませんが、“仮面”には“仮面”の問題点があります。

まず“彼”は、くそ真面目で無愛想で完璧主義でした。一度、自説を持ったら滅多な事では曲げようとしません。そのため、実験等で同じグループになった人が予習をして来ない事が許せなかったり、講師に怒られる事もありました。でも、この時点では“彼”の登場頻度が少なかった事もあり、大きな問題には至りませんでした。

“彼女”は人に好かれる事を最優先とするキャラクターです。いつも非常に躁的で疲れを知らず、何があっても笑っていました。人に言われるままに場当たり的に行動し、反省をするという事もありませんでした。そのため性的被害にも沢山遭いましたが、それでも“彼女”は笑ってやり過ごすだけでした。実際には、私の心にも体にも、大きな傷を残しました。後《のち》々、私は激しいフラッシュバックに悩まされる事になりますし、“彼女”が省みなかった疲れは、私の中に着実に積もって行っていたのです・・・・。

➡ 何より、“自分自身”を完全に失ってしまうという事は、筆舌に尽くし難い、恐ろしい、あってはならない事です。その時点では自覚出来ないからこそ、更に恐ろしいのです。主観よりも、むしろ客観的視点で、恐ろしいです。私は、私の様に“仮面”だけで人生を送ってしまう人が、今後、二度と出現しない事を望みます。・・・・・。

第 10 章
混乱：私生活と仕事と（就職〜結婚期）

私は卒業大学医学部の精神科神経科に正式に入局する事となりました。同期入局者は六人で、この科ではかなり多い方でした。その内、約半数は同じ大学の同級生でしたが、どの人も、まさか精神科に入局するとは私は思っていなかった人たちでした。でも、いつもの様に“彼女”の周りは団結し、この学年も特に「仲がいい。」と言われました。　　“彼女”と“彼”は、ただ成り行きで、流れで、「仕事」とはどういうものなのかも解らず、仕事を始めました。そこは大きな混乱の毎日でした。医者、特に精神科医という仕事は、実は病気だけに対処すれば良いというものではありませんでした。まず看護師さんが、とても意地悪でした。当時の私たちの大学病院、少なくとも精神科では「医者 対 看護師」という図式が、とても強くありました。もっとお互い協力し合えば上手く行くのに、と私は単純に、良く言えば素直に、そう思いましたが、どうする事も出来ませんでした。仕事は“彼”の担当でしたが、研修医では対処は無理だと解っていながら判断を迫って来る看護師に「はい、はい」と、ただ従うしかありませんでした。そのお陰で、無駄な波風は立てないで済みましたが、私は、自分の中ではものすごく必死で限界までやっていても、外からはそうは見えないらしく、ある看護師から「○○先生（同僚で、いつも忙しい忙しいと口で言う割には、大した仕事はしていない人）は、あんなに一生懸命やっているのに、先生も見習ったら。」という様な事を言われ、不覚にも涙が出そうになった事もありました。でも、私は人前では絶対に泣かないので、何とか、目から涙が零《こぼ》れ落ちない様、耐えました。又、大学病院にはソーシャルワーカーが居なかったので、事務的な手続きや、患者さんの家族は勿論その他の外部交渉等《など》、全て医者がしなければなりませんでした。とりわけ、私は電話を非常に苦手としています。全て自分が言うべき言葉と、相手が言って来る可能性のある反応を、自分の中で完全にシミュレートしてからでないと、受話器を取ってダイアルする事が出来ません。縦《たと》えシミュレーションが出来たとしても、電話を掛ける時には、ものすごく緊張して、掌《てのひら》は汗だらけだし、ぶるぶる震えてしまう事もよくあります。 実際に仕事をするまでは、大学でも誰も、スタッフや家族への対応や社会支援等については教えてくれませんでした。病気と患者さん以外の事がこんなにあるとは、私は全く知りませんでした。知っていたら、私の科の選択も違っていたかも知れません。これからの医学教育では、こういった所ももっと重点的に教えるべきだと思います。精神科は特にそうですが、他の科でも少なからず、直接 患者さんに接する以外の仕事が かなりあると思うからです。　　患者さんとだけだったら、私は何故か、とても上手くやれました。現在、私は（“彼”は）精神科医になって十数年を経ましたが、未だに、主治医となった どの疾患の患者さんからも、完全に拒否された事は無いと思います。勿論、治療過程や患者さんの精神状態によって一時的に対立する事はありましたが、総じて患者さんは皆、私の事を信頼してくれます。何故こんな私を、と逆に私が戸惑う程です。私は“彼”として仕事をしていて、決して本当には患者さんと交流していないのに、何故、患者さんはこんなに私に親和感を示して来るのだろう・・・？　それは今でも疑問です。 当時、人格障害で自殺企図を繰り返していた、ある患者さんから「どうして自分の命を、自分の自由にしてはいけないのか。」と訊かれた事がありました。咄嗟《とっさ》に、答える事が出来ませんでした。私自身、常に死ぬ事が最大の夢であるのに、その様な質問に、どうして答えられるでしょうか・・？　唯一、何とか自分でも納得出来た答えは、‘生まれて来た事が自分の意思ではないのと同じ様に、死ぬ事も自分だけの意思で決められるものではない’という事だけでした。この患者さんに、その意味が理解出来たかどうかは疑問ですが、私はこの頃、その考えを常に思い出して、何とか生きていました。　　　特に、二年間の研修が終わり、三年目に県立病院に派遣になった時が一番 大変でした。大学病院は何と言っても人数が多いですし、研修医だったので指導医が決められていましたし、解らない事や不安に思う事は何時《いつ》でも誰かに聞く事が出来ました。所が、県立病院では、開放病棟ではありましたが一病棟 何十人もの患者さんの唯一の主治医となります。看護師さんは何でも「先生、どうしますか、どうしますか。」と最終判断を迫って来る。他の病棟のベテランの先生から「この患者さんは開放病棟に。」と言われたら私は断れない。受けると看護師さんから「何でこんな人を開放病棟に！」と責められる。患者さんの家族と面談をすれば、私が主治医だと知ると（私は小柄で童顔なので最初は皆、私を看護師だと思い「先生はどこですか。」等と言いました。）こんな若造で大丈夫なのか、という不信感を顕《あらわ》にする。それに加え、患者さんの会の司会や講義、高校の看護科の授業等の業務もありました。更に困ったのが、昼食の調達でした。病院には小さな売店がありましたが、医者が数人しか居ないこの病院では、私はその他大勢として買物する事が出来ない。私は、自分の買物の傾向等を人に知られるのが嫌でした。外から買って行ったとしても、ここでは医局で皆が一緒に昼食を摂る事が通例となっていたので、他の先生に何を買って来たのか興味を持たれるのが嫌でした。結局、私は昼食を摂らなくなりました。見る見る、体重が減って行きました。この一年は本当に大変でした。他の先輩の先生は皆、三年目に大学病院から出る時が天国だと言っていましたが、私には地獄でした。大学病院に戻りたくて仕方がありませんでした。その他大勢で居られる大学病院に戻りたくて、仕方ありませんでした。何とか一年を終え、四年目に大学病院に戻りましたが、その後はその後で、又 大変な日々になるのですが・・・。

私生活の方では、まず私が働き出してから間もなく、車を買いました。私は大学入学当初に免許を取ってから、ずっとペーパードライバーだったので、車の必要性についても車種についても何も解らず、専《もっぱ》ら同棲相手の人の選択でした。そもそも、車を買おうという話が出たのも、医師会の信用金庫から低金利で簡単にお金が借りられるという事を、その人に知らせたからだったと思います。そのお金で、中古の左ハンドル、フォルクスワーゲンを買いました。多分、二百万円弱位《くらい》はしたと思います。私は全く運転はせず、助手席に乗るのみでした。ある日、その人がものすごく酔っ払って運転し、電信柱にぶつけて修理代が六十万円位掛かりました。勿論これも私持ちです。　　　同棲と仕事を始めて、恐らくプライベートな時間が極端に減ったせいで、私はパニックを起こす事が多くなりました。片付けや洗濯や、その他色々、どこからどう手を付けたら良いか全く解らなくなり、泣いたり頭を叩いたり打ちつけたり髪を引っ張ったり自分に噛み付いたりしました。そんな私を見て同棲相手は、もっと広い所に引っ越そうと言いました。私には、このパニックと引っ越しとがどう結び付くのか、今一よく解りませんでしたが、確かに七畳ワンルームのアパートに二人で住む事は、土台 無理な話でした。私たちは3LDKの新築賃貸マンションに引っ越しました。　同棲相手は多分、飲食業だという事に誇りを持っていました。料理の味や給仕のされ方等にとても厳しく、気に入らないと手を付けていない料理を下げさせたり、頼んだ物が出て来ない内に店を出たりしました。又、多少 酒癖が悪い所があり、酔うと他のお客に絡む事も、よくありました。私は、そういう事がある度《たび》に、お店や他のお客さんに申し訳なくて堪《たま》らず、居たたまれない気分になりました。私が絡まれる事も しょっちゅうでした。私のちょっとした言葉の端々を捉《とら》えて、訳の解らない説教が延々と続きます。当然、私の料理にも厳しく、野菜の切り方が悪いと食べてもらえなかったり、お膳を引っくり返された事も何度かありました。でも“彼女”はそういう面も、ある意味‘男らしい’と感じました。それに、その人は常に私の事を、弱者として扱ってくれました。四～五歳の子供を見ると、私と同じだと言いましたし、昔は女の人に暴力を振るった事もあるけれど、私は「壊れちゃいそう」なので出来ないと言いました。でも、私が三年目に県立病院に通うには車が不可欠でしたが、運転を教えてはくれませんでした。私は、それまでの人生の中で運転した経験が自動車学校だけで、しかも八年間位ペーパードライバーでしたが、必要に迫られれば出来てしまうものです。運転に限らず、私の人生は常にそんな感じですが・・・。それから今まで、自分で起こした事故は一度もありません。　同棲相手とは外食が多く、色々な店に飲みに連れて行ってもらいました。その中で一つ、店の女の子も丁度 私と同年代で友達になり、マスターからも可愛がってもらい“彼女”は常連になりました。生まれて初めて一人で飲みに行き、段々頻度が増えて行きました。今では考えられませんが、その頃は若かったし、それよりも特に“仮面”としてしか生きていなかったからでしょう、深夜遅くまで飲んで朝八時から運転して仕事に行くという事が日常茶飯事でした。疲れは感じませんでしたし、同棲相手も特に何も言いませんでした。

四年目に大学病院に戻って来て、暫く転勤も無い事が解り、同棲生活も丸五年位は経ていたので、私はそろそろ結婚しようと思いました。でも、母と母方親類からは大反対されました。まずは「身分」の違い。母方親類は、女性で医者になったのなら医者と結婚するのが当たり前だと思っていたと思います。事実、同級生の女性ほぼ全員が医者同士で結婚しています。でも私は同業者と結婚する事だけは、絶対に避けたいと思っていました。大学の途中からバンドサークルに入り、この世界がどんなに特殊で狭いものなのか解ったという事もありますが、何より私には、仕事は“彼”、私生活は“彼女”という事が決まっていて、その二つが混じり合う事に耐える事は出来ませんでした。「男性」と「女性」というアイデンティティーも無い私にとって「身分」などというものが理解出来る筈もありません。反対される理由が解りませんでした。同棲相手も、何故か結婚に余り乗り気ではありませんでした。最終的には、母が興信所を使って同棲相手の事を調べ、五十数万円の借金がある以外は仕事も真面目で素行にも問題が無い事が解り、相手の両親も一緒に東京まで行ったりして、結婚が決まりました。　相手は飲食業だったので、披露宴は自分の勤めていた店で挙げます。「これはパーティーだ。」と、その人は言いました。来てくれた人を楽しませる事が最優先だと。“彼女”もその意見には大賛成でした。相手はその筋の専門家なので、私はプランの殆《ほとん》どを相手に任せました。式は図らずも、私がこの地に来るきっかけの一つとなった教会で挙げる事に決まりました。ある日突然 車に乗せられて、着いた所はウェディング衣装レンタルの店でした。今まで見た事も無い沢山の、フリルやチュールやレースや、お花やラインストーンやリボンや、様々な衣装に囲まれて、私は完全に舞い上がりました。本番で着るかどうかは別として、あらゆる目に留まった衣装は全て試着して何時間も過ごしました。こんなに沢山の、長くて広がったドレスを着られるなんて夢の様でした。迷った末、最終的にはウェディングドレスとしてカットワークレースとラインストーン等を豪華にあしらった長く裾を引く白いドレスと更に長いヴェール、カクテルドレスとして一つは旦那さんが気に入った濃いブルーのヴェルヴェットの比較的シンプルなドレス、更にもう一つ私が特に気に入った胴の部分に全てビーズ刺繍が施されスカート部分は何色ものチュールが重ねられたドレス、この三着を何とか決めました。旦那さんも、黒とシャンパンベージュの二着のスーツを着る事が決まりました。更に新婚旅行はモナコとパリに行く事に決まりました。　結婚式当日は教会の最も近くのホテルで着付けを受け、そこから歩いて教会まで行きました。歩いている時から式の最中も、沢山の見知らぬ人や礼拝の人全てから賞讃を浴び、私は王女様の様な気分になりました。そして披露宴です。私たちはお客さんを楽しませる事を最優先に、挨拶は極力 少なく余興を多く、をモットーにしていました。その試みは大成功だったと言えます。披露宴は正に、お祭り騒ぎでした。感動や涙を誘う様な演出は一切 設けず、ただ、ただ、楽しく盛り上がって過ぎました。その後、二次会に顔を出してから新婚旅行に旅立ちました。私はパリには一度行った事がありましたが、モナコは初めてでした。モナコはカジノの国です。高級カジノから大衆的なものまで、到るところに色々なカジノがありました。私はギャンブルには全く興味が無いので、数回 旦那さんと一緒に行っただけでした。大体、私は外国では子供と思われるので、カジノでは特にジロジロ見られ、とても場違いな思いをしました。私には、豪華なホテルの部屋でくつろいだり、異国の街を散策する方が、余程 性に合っていました。モナコの最後の夜、旦那さんは一人でカジノに行くと言いました。ハネムーンの特別な時なので、大盤振る舞いで十万円は自由に使って良い事にしました。旦那さんは見事に、十万円全てを摩《す》って来ました。・・・、・・・・・。　　これを読んで、この結婚に纏《まつ》わる事に相当なお金が掛かっているという事は、殆どの人が解るでしょう。でも私は今でも、旅行以外は、どこにいくらのお金が必要だったのか、正確には知りません。では、この全てを賄《まかな》うお金は、どこから出て来たのでしょうか？　・・・私が旦那さんのアドバイスに従って、又、医師会からお金を借りたのです。その時点で、前に借りた分の返済が、まだ二百万円程残っていましたが、私の貯金は二百万円以上あったので、旦那さんは一旦 全て返済して新たに借りる様、言いました。私は、そんな事 出来る筈が無いと思いましたが、旦那さんがそれが良いと言うので、恥を忍んで医師信用金庫に相談に行きました。所が、意外にも簡単に「いいですよ。」と言われ、私たちは新たに数百万円を手に入れ、そこから旦那さんの五十数万円の借金を清算し二度とサラ金の様な所から借りない様 約束し、残りも全て旦那さんに渡しました。旦那さんは飲食業で、式や披露宴に関する事には精通していたし伝手《つて》もあったので、私は全て任せていました。勿論、このドレスを借りるのにいくら掛かるんだろう、という様な考えが頭に上る事はありましたが、私は完全に“彼女”でしかなく舞い上がっていたので、全く深く考えませんでした。　　又、結婚と同時にマンションを買いました。前以《まえもっ》て、その様な計画は特にありませんでしたが、たまたま旦那さんの実家の近くの好立地に新築マンションが建ちモデルルームを見に行って、旦那さんが良いと言ったので私も良いと思いました。頭金は私の実家の方からも援助してもらい、三十五年ローンでマンションを買いました。

結婚を境に、旦那さんは少し変わりました。少なくとも私には、そう思えました。私としては、これまでも長く一緒に住んでいた訳ですし、結婚というものは全くの形式でしかなく、今まで通りの生活を送れば良いと思っていました。金銭面でもお互いの給料は自分で管理する、私は旦那さんがどれ位の給料を貰っているのか知りもしませんでした。でも旦那さんは、私が遅く帰ったり一人で飲みに行く事に、良い顔をしなくなりました。結婚とはそういうものだ、という様な事を旦那さんは言いましたが、私には理解出来ませんでした。　そんな中、忘れもしない結婚の約三ヶ月後、十数年振りの大雪が降った日に医局の新年会があり、その後 私は一人で行き付けの店に行きました。そこには同じく常連で、少なくとも私はとても気の合うと思っている人が居て、その人は私が結婚した事を聞くと「Lobinちゃん、結婚しちゃったのかぁ・・・。」と何度も言いました。そして、それまで数年の付き合いがありましたが初めて、アドレスの交換をしました。それから、よく連絡を取り合い、一緒に食事をしたり飲みに行く様になりました。その人は「人前では食べられない。」と言って殆ど食べ物に手を付けなかったり、私の顔がその人の方を向いていると（と言うのは、私自身アイコンタクトが出来ないので、その人を「見る」という事は無かったのですが。）「見ないで。」と言ったり、よくサングラスを掛けていました。メールの文章もとても風流だったりで、私は、この人は“私”と同じ世界に居るのではないかと益々、思う様になりました。・・・とても好きだったのです、その人を・・・。・・・解らない・・・その人が好きだったのは“彼女”だけだったのかも知れないけれど、私は、“私”として通じ合う人の様な気がしたのです。その人の繊細さも私が守ってあげられる様な気がしたし、“私”の繊細さも、その人が解ってくれる様な気がしたのです。でも、私に秘密を保つ能力はありません。すぐに旦那さんに携帯を見られ、ばれてしまいました。旦那さんは激怒し、どの店で何をしたかという事まで逐一、細かく私に問い質《ただ》しました。そして私の夜間の外出は禁止となり、旦那さんはその人を呼び出して直談《じか》判しに行きました。私の同席は許されませんでした。旦那さんは、相手は他の女友達と同じつもりで私と接していたと言っていた、と言いました。そして私と二度と連絡も取らず会いもしない事、又 私たちが知り合うきっかけとなった店に二度と行かない事を約束させたと。その上で「俺か奴か、どっちかを選べ。」と言いました。私は、そんな質問は無意味だと思いました。私は、ただ単純に好きな人の傍《そば》に居たいと思っただけで、結婚と結び付けて考えた事もありませんでしたし、旦那さんの方にもそういう人が居れば別に時々会う位、何の問題も無いと思っていました。私は馬鹿正直に「どっちも好きだから選べない」と答えました。旦那さんは「お前はストーカーだ！」と言い、絶対にどちらかを選べと強要しました。「俺には、まだまだ相手はいるんで心配なく。」と。私には離婚という選択肢はありませんでした。反対を押し切っての結婚でもあったし、何より私は常に親類の中の優等生で居なければなりませんでした。答えは一つしかありませんでした。私は多分、生まれて初めて位、自分の心に大きな嘘をつきました。私は旦那さんを選ぶと言い、その人とは二度と会わないと約束し、代償としてオーダーメイドのスーツや靴等を買わされました。所が、この問題はここで収まった訳ではありませんでした。それから暫《しばら》く経って旦那さんと二人でその店に飲みに行った時に、その人と鉢合わせしてしまったのです。旦那さんは元々の酒癖の悪さも相《あい》俟《ま》って、その人を店の外に連れ出し、今にも殴り掛からんばかりの勢いでした。私は何とか間に入ろうとしましたが「お前は口を出すな！」と、はじき出されました。私は物陰から隠れて見ている事しか出来ませんでした。私が中心になって起こっている問題なのに私が全く入れないとは、おかしな話です。私は、この時旦那さんが何を言ったのかも、もしかしたらその後も呼び出したりしたのかも知れませんが、何も真相を知る事は出来ませんでした。実は私は、主に職場のパソコンを使ってその人と時々連絡を取り合っており、その人も困った事があったらいつでも言ってと言っていましたが、そんな事があってから段々、返事が無くなりました。私は本当にストーカーみたいだったのでしょうか？　それとも旦那さんが余程 酷い事を言ったりしたり、したのでしょうか？　私の問題なのに、私が全く蚊《か》帳《や》の外に置かれて事が進んでしまったので、私は今でもこの人の事が気になって仕方がありません。“私”が多分、生まれて初めて、そして今まででも唯《ただ》一人、同じ種類の人ではないかと感じたからかも知れません・・・。

就職～結婚期のまとめ

この頃は実際に社会に出て、私の「社会性の障害」がかなり明らかになって来た時期だと思います。自覚的には“仮面”として過ごしていたので、この頃は何がどうなっているのか分析は出来ませんでしたが、混乱は大いにありました。では、今 分析出来る、私のこの頃の問題点を挙げてみます。

- 「常識」が備わっていない　；これは、この時期に限った事ではなく、物心付いてから現在まで、ずっとある問題です。例えば、今この章を非常に苦労しながら書いている私が居ます。どの程度まで真実を書いて良いのか、プライバシーの考慮、等《など》が丸で解らないので、最近の出来事を書こうとする程、苦労します。最終的には編集の方、坂本先生や栗田先生のアドバイスを受けて内容は決まると思いますが、こういった「常識」の判断の面では、私は ほぼ恒久的な支援を必要とすると思いますし、多くのASD者が同様だと思います。 ここではこの時期の私の「常識」についての問題に焦点を戻し、以下に箇条書きしてみます。
  - ○まず仕事で、大学で習った事以外の、所謂《いわゆる》「言外の意味を読む」という面が非常に困難であった。；　指導医や看護師や、患者さんの家族等から「仕事をしていない」という誤解を受け、自分に何かが足りない事は感じながら、それが何か解らず、結果的に言われた事は全て受ける事しか出来なかった。当然、全てを処理する事は出来ず、それが更に自分のストレスと混乱を増す、という悪循環に陥った。
  - ○私生活では同棲や結婚といった大きな変化があったが、どれも成り行き、流れに任せるという感じで、その行為の一般的な意味が解っていなかった。；　同棲によって自分のルーチンの日常生活が乱れ、パニックや混乱を引き起こした。又、同棲生活が長かった事もあり、同棲と結婚は違うという発想が私には全く生まれなかった。結果、世間的には立派に「浮気」と呼ばれる行為をしてしまい、大学時代に付き合っていた人と別れた時と同じ様に、全ての人を傷付ける事にしかならなかった。

- “仮面”の問題　；“仮面”は、ASDとしての私のコミュニケーション能力の障害、社会性の障害、言語（特に会話）能力の障害等を表面的に補う為に存在するキャラクターです。あくまで「表面的」に補う、謂わば「解っている振りをする」キャラクターでしたが、皆その「振り」に騙されました。“私自身”でさえも・・・。どんなに“仮面”が私の実権を握っていたとしても、ASDとしての弱点はやはりありました。“仮面”でも私は人の好き嫌いははっきりしている方でしたが、一度 何かのきっかけで信頼出来ると思ってしまった人の言う事は、何でも盲目的に（今、思うと）信じてしまう傾向がありました。“仮面”（特に“彼女”）が信頼する基準は、自分を子供扱いしてくれるかどうか、という所にあった様な気がします。実際、（当時は自覚していませんでしたが。）私の社会性は幼児並みなので、子供扱いをされると本当の自分を解ってもらっている、という気分になったのだと思います。仕事は“彼”の担当でしたが、信頼する同僚や上司との関係には“彼女”も入り混じり、複雑な様相を呈して来ました。

- 経済観念の問題　；私に、お金を管理する能力が全く無かった訳ではないと思います。事実、学生時代の六年間、実家からの十万円の仕送りだけで自分の生活を管理する事は出来ていました。しかし、この時期、旦那さんという第三者が経済面でも必然的に関わる様になって、私の経済観念は あっと言う間に崩れてしまった様に思います。自分一人だけなら、収入・支出、全て把握出来るので特に問題はありませんが、他者と生活を共にする様になると、どっちがいくら出した、という様な所が非常に曖昧となり、結局 全体としてどれ位の支出があったのか、全く解らなくなりました。私が実の夫の収入額を全く知らなかったという所も大きな問題です。後《のち》になって段々解りますが、私たちは、かなり贅沢をしていたと思います。でも、私生活は完全に“彼女”ですから、この頃は楽しければ良く、これで成り立っているものと思っていました。

➡ 各章でも繰り返していますが、これらは単独としての問題ではなく、実際には、それぞれが常に絡み合って存在しています。それは複雑さを極め、ある問題が問題であるのか、という判断さえ出来ない状況となります。“仮面”が余りにも上手く「振り」をしていたため、“彼”や“彼女”自身は言うまでもなく、職場や周囲の親しい人も「個性的な人」とか「ちょっと変わっているけれど面白い人」という様な認識で、そこに障害があるなどとは考えにも及ばなかったと思います。“私”は全く存在していなかった事は、この時期も明白です。

第 11 章
限界：試行錯誤－気付き－死

　私が大学病院精神科に入局した頃、私たちとその上下一学年ずつの三年間は かなり入局者が多い方でした。でも四年目に大学病院に戻って来た頃には、上下がどんどん辞めて行っていました。五年目、六年目ともなると私たちの上下数年の人が殆《ほとん》ど居なくなってしまいました。私たちの学年六人は大分 頑張って、結束も固かったですが、それでも一人、又一人と辞めて行きました。‘もっと仕事してから辞めろよ！’と腹の立つ人も居ましたし、‘居て欲しい’と寂しく思う人も居ました。とりわけ辛かったのは、私たちの学年がとうとう三人になってしまった後、更に同僚の一人と当時とても信頼していた上司が同時に辞めてしまった時でした。行かないでよ・・、私たち、二人になっちゃうじゃん・・・。でも両者共、十分に仕事をして来ていたので、私たちに止める権利はありませんでした。・・・私たちの学年も、とうとう二人だけになってしまいました。二人と言っても、もう一人の人は大学院生だったので、本来なら私たちの上下数年で分担しなければならない仕事が、一挙に私一人の肩に掛かって来ました。

　入局当初、私は結婚の時と同じ様に、就職したという理由で飲み会等のスタイルを変えるという発想がありませんでした。私（“彼女”）は学生時代と同様、職場の飲み会でも自分から帰るという事はありませんでした。“彼女”が「もう帰るんですか～」（当時の私の口癖）等と言うのに対して、うっとうしいと思う人が多かったでしょうけれど、「付き合いがいい。」と評価？してくれる人も、中には居ました。その一人が、栗田先生でした。お互い飲み足りなくて最後にもう少し、という形で残る機会が多くなりました。酔った勢いもあり、日頃抑圧している色々な不満を言い合ったり、誰も知らない曲をカラオケでお互い歌いまくったりして、そういう事を何度か繰り返す内に段々親しくなりました。私が仕事で困っている事を気軽に栗田先生に相談出来る様になりました。私は“仮面”で仕事をしていたけれど、やはり人間として弱い所があったと思います。患者さんから容易に恋愛感情を抱かれたり、脅される様な態度や駆け引きの様な事をされると対処に困りましたし、電話も苦手でした。そういった事を栗田先生に相談すると一発で解決してしまうのです。多分、普通の人はそうなのだと思います。不快や不本意な事は自分で撃退する事が出来るのだと思います。私には出来ませんし、どの程度の事が人に助けを求めるレベルなのかが解らないので、滅多に相談する事も出来ません。でも栗田先生は、何でも気軽にとにかく相談して良いと言ってくれましたし、実際にそれで上手く行った経験を積み重ねて、私は段々躊躇《ちゅうちょ》せずに栗田先生にものを言う事が出来る様になりました。所が、そこで問題が発生しました。今 思うと、私は いくら"仮面"であっても'人を本当に信じる'という事に関しては、出来たとしても非常に時間が必要でした。栗田先生の、私に対する「定型発達者」としての共感のスピードに、私が着いて行けなかったのです。栗田先生は助けてくれる人と解ってはいながら、あくまで私にとっては急速な接近に感じて、ある時、その混乱に耐えられなくなりました。一度、私は、メールで、栗田先生に絶縁宣言？をしました。余りに先生が私の領域に踏み込んで来る気がして、その侵襲に耐えられない、今後は私の事等《など》には関わらず、接触しないで下さい、と伝えました。勿論、私にも、それが栗田先生を傷付けるのではないか、という考えが無かった訳ではないですが、"私だけの世界"に過度に侵入して来られる（恐らく完全な理解を持たないままで。）事に、非常な負担を感じたのだと思います。所が、栗田先生は、自分が悪かった、これからは改めて気を付けるので一切接触を絶つ等という極端な事をする必要は無いのでは、という感じの事を言いました。この反応にも、少なからず私は戸惑いました。私があんなに酷く拒絶したのに何故この人は、まだ私との人間関係を続けようと言うのか、何故、私を嫌いにならないのか・・・。理由は解らなかったけれど、私もその時には栗田先生の助け無しに仕事をする事はとても困難な状況だったので、少し距離を置いてくれるならこの関係を保っておこうと思いました。

それでも、仕事はどんどん負担を増して行きました。私の上下数年分の仕事を私一人で引き受けなければならず、私は指導医となり教官職にも就きました。その上、研修医を除けば医局全体で女性医師が私一人という状況だったので、女性の主治医を希望する患者さんが殺到しました。往々にして、主治医の性別を指定して来る様な患者さんは人格障害傾向 等があり、困難な症例が大多数でした。私は医局の人事に全く文句を言わなかったので、毎年毎年、皆が最も希望しない病棟専任とならざるを得ませんでした。とりわけ「女性外来をしろ。」という色々な方面からのプレッシャーは苦痛でした。産婦人科や泌尿器科等といった科なら、まだ解りますが、精神科は上述した様に特殊なケースが受診する可能性が高く、とても一人で出来るものではありませんし、そもそも自分自身に性別のアイデンティティーが無い私に女性外来の意義など理解出来る筈もありません。これだけは、絶対に嫌でした。私の持てる力を殆ど総動員して抵抗しました。・・こうして仕事が大変になるにつれて、私の健康も蝕まれて行きました。胃痛がどんどん酷くなり、ある時思い切って病院に行き胃カメラを施行され、胃・十二指腸潰瘍と食道炎と診断されました。又、この時 尿蛋白と潜血も指摘され、その後しばしば肉眼的血尿も見られる様になり、数日の検査入院と腎生検により IgA 腎症と診断されました。一種の自己免疫性の腎炎で、ステロイドを服用する様になりました。原因不明の白血球の減少も続きました。　大学病院に戻って来てから数年が経過し、私はもう、この職場で働くのは無理だろうと考えるに至りました。そして栗田先生や他の人事担当の先生に、私は 90% 今年度で辞めるつもりだと告げました。「あとの 10% は何なのか。」と聞かれ、私は同期の人をたった一人残して行く事だと答えました。実際、それだけが心残りでした。数年前に二人だけになってしまった時のあの思いを、自分が原因で再びその人に味わわせる事になるとは・・・。でも、もう限界でした。私は大学病院を辞め、かつての同期の人の誘いで民間の病院に就職しました。

一方、私生活の方では、私と旦那さんは、今思うと典型的な共依存の関係にあったと言わざるを得ません。“彼女”は旦那さんを最大の理解者だと思って子供の様に依存し、旦那さんも私を子供の様に扱いました。よく旦那さんは「うちはままごとのような生活だね。」と言いました。“彼女”はただ、その「ままごと」という言葉の響きが気に入り、「うん。ままごと、ままごと」と喜んでいました。でも、旦那さんが言った「ままごとの様な生活」というのは、私が感じた単なる字義通りの意味とは違っていた事が、今では解ります。旦那さんは、本来の暗示的意味も含んで言ったのだと思います。旦那さんは、知っていたのですから。私たちの生活が、旦那さんの借金という虚構の上で成り立っていたという事を・・・。そう。旦那さんは結果的に、私に経済的に依存していました。私は‘うちは貧乏’と思っていた経験や、大学時代にも つましい生活をしていた事もあって、借金はおろかローンさえも、生理的に耐えられませんでした。私は旦那さんの収入を全く知りませんでしたが、当時も今も不況の飲食業界では、大した給料は貰っていなかった様です。私はコツコツと貯金をしましたが、その貯金すらも、実は旦那さんの借金の上に成り立っていたものだったのです。当時の私には、知る由もありませんでした。借金がかさんで来ると、旦那さんは「実は・・・」と言って私にお金の無心をします。借金アレルギーの私は即座に自分の貯金から全額返済し、毎回、今後は絶対にサラ金の様な所からお金を借りない様 約束しますが、暫《しばら》く経つと同じ事の繰り返しです。回を追う毎《ごと》に、その額も五十万から百万、百万から二百万へと増えて行きました。旦那さんは「離婚されてもいい。」等と言いましたし、何人か相談した人からも皆、離婚を勧められましたが、私には離婚という選択肢はありませんでした。私が旦那さんに依存していたという事もありますが、何より、母方親類の問題がありました。母方のいとこは、祖父の期待にも拘《かか》わらず次々と離婚しており、私の姉も離婚して子供を連れて実家に戻って来ていました。私は母方親類の、唯一最後の期待と羨望の星なのです。医者という職業に就き円満な家庭を営む、その母方の期待に背く事は、私には出来ませんでした。更に「自分たちが居なくなったら、お姉ちゃんをお願いね。」と母に言われ続け、私の方にも問題があるなど打ち明ける事は論外でした。　そんな中、飲食業界の不況で、とうとう旦那さんの勤めていた店も潰れる事になりました。私としては、旦那さんには飲食業という職業がとても合っていると思っていたので、最後まで勤めたら似た様な職種の伝手《つて》もあるのではないかと考えましたが、旦那さんはたまたま誘われた保険会社に店が潰れる前に転職すると主張しました。私は反対でした。余り親しい人間関係の無い旦那さんに、保険の仕事が向いているとはとても思えませんでした。でも最終的には、私の方の関係には勧誘等をしないという条件で、旦那さんは保険会社に転職しました。結果は予想通りでした。まず私を保険に加入させようとしましたが、私は持病があったので入れませんでした。誰でも良いから紹介してくれと言われて、私も何人かは協力しましたが、私の人間関係も そう広いものではありません。やがてそれも尽きると、私が保険に入れなかったせいで自分は損をしたのだと、その代わりに外貨預金の様なものに加入しろと言われました。月に一万円程度、分割で預金するものと最初に二百万円位払うものと二つ同時に加入しろと言われ、その通りにせざるを得ませんでした。その後再び二百万円一括のものに加入させられ、それで私の貯金は、ほぼゼロになってしまいました。それでも、医師会から借りたお金は五年間でほぼ完済が近付き、やっと解放されると思っていた矢先に、又、旦那さんから借金の無心がありました。今度は何と四百万円でした。私は、もうお金は無いと言いました。実際、私の貯金は本当にもう底を尽いていたのですから・・・。旦那さんは、もう一度 医師会から借りてくれと頼みました。そうするしか、ありませんでした。借金・ローン アレルギーの私が、何よりも完済を待ち望んでいた矢先の事でした。今、思うと、旦那さんは知っていたのではないか。しっかり完済となる時期を把握していて、丁度その時に自分の借金の無心をしたのではないか・・・。でも当時は、そんな事を考える余裕も無く、縦《たと》え考えたとして何をする事が出来たでしょうか？　私は又、医師会からお金を借り、今度は三年ローンにしました。医師会の人が「大丈夫ですか。」と心配する程でしたが、私はとにかく早くローン等のない生活になりたい一心でした。その代わり、栗田先生等からのアドバイスを受けて、家計は私が管理する事にしました。旦那さんには月に五万円の小遣い制にしました。月に五万円は、世間一般の基準からすると高い方なのではないかと思いますが、旦那さんはそれを一ヶ月でやり繰りする事が出来ず、月末になると足りないと言って来るのが常でした。何にそんなにお金を使っているのか不思議ではありましたが訊く勇気も無く、時にそれとなく訊いたとしても、うやむやにされるばかりでした。そして案の定、保険の仕事はノルマが達成出来ず、実質クビになりました。

私は民間の病院に移ってからも、大学病院の時と同じように幾つか他の病院でも月に数回, 臨時に勤務をすることがありました。ある時、そうした先の知り合いの一人から食事に誘われました。その人とは以前も何度か食事に行った事があったので、私は特に考える事もなくOKしました。所が、その日は酔いが回って来ると共に段々、接触される事が多くなり、肩や体に手を回されたり、終いにはキスまでされました。私はとても不快でしたが、“彼女”はただ笑っているしか出来ませんでした。そして、最後の店を出た時に、ホテルに行こうと言われました。あぁ・・・もう、このパターンはうんざりでした。私は何とか勇気を振り絞って一度、断りましたが、その人は「カラオケをしに行くだけだから。」等 言って、私には更に断る勇気は残っていませんでした。どうなるか解っていながら、ホテルに行きました。私は、“彼女”は、笑いながら、犯されました。五十歳も過ぎた男に・・・！
もう、こんな事は無いと思っていたのに・・・。又、‘同意の上でのレイプ’・・・・。この時ばかりは、又 次にその職場に行ってその人と顔を合わせる事を考えると、“彼女”もヘラヘラ笑って受け流す事は出来ませんでした。でも、こんな恥ずかしい事を、とても人には言えない・・・。思い悩んだ末に、次の勤務日も迫って来て、結局 栗田先生しか相談する人は居ませんでした。重い口で、何とか事の始終を栗田先生に打ち明けました。栗田先生は、相手の人に対してすごく怒って「もう そこには行かなくていい、自分が全て対処する。」と、私は一度断ったのだから、悪いのは全て相手の方だと言ってくれました。それから二度とその人に会う事はありませんでしたが、私は明らかなうつ状態となり、栗田先生から抗うつ薬等の処方を受ける様になりました。

その前後頃だったと思いますが、ドナ・ウィリアムズの自伝 三冊目『自閉症だったわたしへⅢ』（原題：Like Colour to the Blind）の邦訳文庫版（新潮社）を書店で見付けました。Ⅰ・Ⅱは私の活字中毒の一環として、既に数年前に読んでいました。その時は自閉症という障害にとても興味を覚えたものの、精神科医という立場であってすら、当時 自閉症の真の知識を得る事は困難でした。資料は殆どありませんでしたし、ICD-10（WHOによる「国際疾病分類 第十版」）やDSM-IV（米国精神医学会による「精神疾患の分類と診断の手引き 第四版」）といった精神科臨床のための診断基準の中で自閉症（広汎性発達障害）の項を読んでも、今一つピンと来ませんでした。私は、自分に何か他の人と違った所がある、という事には相当前から気付いていたので、ずっとそれが何なのか探し求めていました。診断基準の本は、殆ど隅から隅まで読みました。統合失調質人格障害、依存性人格障害、回避性人格障害、離人性障害 等が自分の違いの候補として挙がりましたが、どれも完全には当て嵌《は》まらず納得は出来ませんでした。ドナ・ウィリアムズの新しい本を書店で見付け私は即座に買って、Ⅲを読むからには是非Ⅰ・

Ⅱの記憶を新たにしてからでないと、と思ってⅠから読み返しました。そうしたら、自分でも不思議なのですが‘これは私だ！’と確信したのです。この感覚を、世の中の言葉で説明する事は出来ません。でも私は、この時に自分は自閉症であると、間違い無く確信したのです。そういう目で見てみると、診断基準も全て私に当て嵌まります。まずは栗田先生に私の疑いを打ち明けてみましたが、栗田先生も当時は発達障害に関する知識は無く、余り解決にはなりませんでした。私の確信が正しいにしろ間違っているにしろ、私はそれを確かめたいと強く思いました。手に入る限りの自閉症に関する本や当事者の自伝等を読みました。取り敢えず、まずは実際に自閉症の人に接してみれば解るのではないかと考えましたが、それも簡単には行きませんでした。その時に唯一 出来た事は、週に一回、県の障害者センターで行われている療育活動に見学者として参加する事だけでした。主催者は養護学校の先生、私たちは精神科医という立場で、同時に来ていた学生ボランティアには担当の子供が割り当てられていましたが私には担当も無く、又その場には常に保護者が付いて来ている事もあって、私が思う様な関わりは出来ませんでした。それでも何とか機会を見付けて何人かの子供と接し、私の予想通り、言葉の無い自閉症の子でも“物”を介して会話出来る事は解りました。私は決して直接的に子供に介入しようとはせず、取り敢えず自分が好きな事をします。ボウリングのピンを並べたりボールプールのボールを色分けしたり。そうすると、僅かながら反応して来る子供が居ます。その子も決して私に直接的に接しようとはしませんが、私には感覚として反応が感じられます。私は私の作業をしながら、さり気無く例えばボウリングのピンの一本を子供に渡します。すると、その子は自分で私が並べている中にピンを置くのです。これは私たちの間では立派な“会話”です。ピンを置かずに床等に打ち付けている子も居ます。その子のピンに私もピンで‘コンコン’としたら、その子からも‘コンコン’と返って来ました。‘コンコンコン’としたら‘コンコンコン’と返って来ました。何と素晴らしい会話！　ボールを色分けしている私に微妙に近付いたり遠ざかったりしていた子が、帰り際にサッと私の手を握って行った事もありました。私には‘同じ世界に居るよ’と、その子が送ってくれた最大のサインに思えました。木片に文字や絵が描いてある遊具（本来は字を覚える為に使う物だと思います。）を私がドミノの様に立てて並べていたら、ある子が入って来て同じ様に並べ出し、どんどん夢中になって私が並べようとすると手を振り払う位、完全に自分の物になりました。その子は普段は多動が激しく絶え間無く動き回っており、「こんなことは初めてですね。」と主催者の先生とお母さんが言い合っていました。全部並べ終えてドミノ倒しをした時、私たちは一緒に満足感を覚えたと思います。他にも「初めてですね。」と言われる事は多かったですが、誰も私が関与していたとは気付きませんでしたし、私も‘私がやったんだよ’と心の中で思いましたが、誰にも言いはしませんでした。ここでの経験は短く、来ている子供も自閉症以外の障害の人も多かったですが、自分はやはり自閉症なのでは、という確信は強くなりました。でも主催者の先生に栗田先生が「この人は自閉症なんじゃないかと言っているんですが。」と私の事を指して言ったら、「まさか、全然違う。」と全否定されました。その先生は「自閉症だからと言って遠慮することはない、何でもやってみればいいんだ。」と学生ボランティアに力説していて、私はゾッとしました。私は今でも、ASD者に対する支援については全く逆の意見を持っています。感覚過敏がある人は勿論、そうでなくても“私たち”の世界に突然知らない人が入って来てやりたい事をやって、そのまま去ってしまったら、その人の中にどれだけの混乱を引き起こす事か・・・。それがただ一回の事であっても、“私たち”にとってはPTSD（〈心的〉外傷後ストレス障害）の様な体験として残る可能性もある。私はASD者への対応は、常に“慎重”である必要があると思っています。“慎重”というのは過度に神経質になるという事ではなく、あくまでも当事者に対してはさり気無く、しかし支援する側は当事者の好き嫌い等の傾向を細心の注意を払って見極め、それが解らない段階では侵入的な事は避けた方が良いという事です。簡単に言えば「やり過ぎ」より「やらなさ過ぎ」の方が、後《のち》の修復は容易なのではないか、というのが私の持論です。　話は逸れましたが、この週一回の不完全な体験では、私は満足出来ませんでした。栗田先生に他に何か無いものか尋ねたら、この地域ではある大学の助教授の坂本先生という人が自閉症には詳しいと言われ、私は何度も、坂本先生に会わせて下さいと栗田先生に頼みました。でも、この時点では栗田先生も私が自閉症だとは思っていなかった様で「坂本先生は子供が専門だから。」等の理由で、会う事は叶いませんでした。他の何人かの精神科の先生にも、私が自閉症なのではないかという事を話してみた事もありましたが、皆同様に「まさか！」という反応で、私も段々、自分が自閉症だというのは思い込みに過ぎないのかも知れないと考える様にもなりました。でも、だとしたら私のこの‘違い’は何なのだろう？　ずっと探し求めてやっと見付かったと思った答えも、違うと言うのか・・・。
　私は段々 絶望的な気分になりました。私は、チャンスがあれば死にたいと、益々思う様になりました。それまでも旦那さんと喧嘩した時にマンションの十階まで行って‘ここから飛び降りたら死ぬかなぁ・・・’と考えたりする事はありましたが、最初に発見した人はどんなにショックを受けるだろう、死体を片付ける人はどんな気持ちだろう等と思うと、出来ずに止《や》めました。本当は、私が自分で死ぬ時は絶対に首吊りで、とずっと前から決めていました。その方法が最も確実である事を職業上、知っていたからです。あの最後の‘同意の上でのレイプ’以降、遺書とも言えない様な短いメモを遺して、何度か首吊りをしようとした事もありました。しかし、その行為によって私と関わった事のある全ての人の人生に多少なりとも影響を与えてしまう事、それに何より私を溺愛し望みを懸けている母が半狂乱になって誰彼となく責め立てる情景が容易に想像出来、やはり止めました。私は細い糸の上を綱渡りしながら辛うじて生きている様な状態でした・・・。そんな中で、結果的に最後の一押しとなる出来事が起きました。私は致し方なく家計の管理をする様になりましたが、これまでの付き合いで旦那さんは非常にプライドの高い人だという事は重々解っていたので、旦那さんに劣等感を抱かせない様、細心の注意を払っていました。少なくとも私としては、最大限に気を遣っていたつもりです。所が、ある日 酔って些細な事で口論になった時に、旦那さんが「俺はお前の犬だ！」と言ったのです。この時に、私を不安定に何とか支えていた最後の小さな土台が、微かな音を立てて崩れた様な気がします。必死で働いて、必死でお金を稼いでも、旦那さんの借金で吸い取られて行く。仕方が無いから、やりたくもないのに必死で家計を管理し、それを極力 旦那さんに見せない様に必死で気を遣い・・・、それでも「俺はお前の犬」なんて言われるんじゃ、私にはもう、これ以上は出来ないよ・・・。障害の事についても、お金の事についても、いくら努力しても徒労に終わるだけ。もう、これ以上は、出来ない・・・・。“死”は、私の唯一の、そして最終兵器でした。特に、自ら死を選ぶ、つまり「自殺」という行為は・・・。既に述べた通り、私は幼少期から常に、死にたいと思って来ました。テレビ等で事故や病気で死んだ人の事を見たり聞いたりして、いつも‘いいなぁ’と思って来ました。どんな死に方でも良い、例えば猛獣に噛み殺されたり、痛みに悶絶する様な病気や、通り魔に突然殺されても良い・・・死に纏《まつ》わるどんな苦しみでも、この生きている苦しみより ずっとマシだと思って来ました。それでも生きて来たのは、自分ではなく、他の人に与える影響が怖かったからです。 でも、もう他の人の事を考えるのにも疲れてしまいました。今まで、ずっとずっと他の人の事を考えて生き続けて来た結果がこれなら、もう、これ以上は、無理だ・・・。綱渡りの細い糸は、とうとう切れてしまいました・・・・。私は、死ぬ事を決心しました。数日後には勤務先のスタッフへの講義も予定されていて既に準備もしていましたし、次の週には親友の結婚式に招かれてピアノ演奏も頼まれていましたが、もういい、と思いました。とても、とても申し訳無かったですが、もう無理でした。小学生の頃から、そうやって‘次は、あれがあるから’と考えて先延ばしにして来ましたが、もう「次」を考える力は残されていませんでした。誰にも言わずに、遺書も書かずに死のうと思いましたが、それでも、どうしても、どうしても、残された人が自分や他人を責め合うだろう事が気になって仕方がありませんでした。そうならない様、託す人はやはり栗田先生しか居ませんでした。勿論、その時は「死」という言葉は出しませんでしたが、私は栗田先生に、もし私が居なくなった時にこうして欲しい、そして栗田先生自身も責任を感じたりしないで欲しい、という事を全て伝えました。夜、旦那さんが寝てしまうのを待ってから自分の部屋へ行き、タオルをきつく縛って首とドアノブに掛け、あと この一歩、この足を投げ出せば死ねる、と思うのですが、その最後の一歩がなかなか踏み出せません。何度も何度も試みている内に結局、朝になってしまいます。そして仕事に行き、又 夜に挑戦する・・・。何日かそんな日々を繰り返し、ついに私には首吊りは無理だ、という結論に達しました。死は恐れていなかったけれど、やはり私には勇気が足りなかったのかも知れません。その時、不意に思い付いたのが、薬でした。決して溜めていた訳ではありませんが、私は副作用が強かったり逆に全く効果が無かったり、合うものを見付けるまでに色々な薬を試さなければならなかったので、その都度 中止したりした薬が結果的に、かなりの量手元に残っていました。しかも私は職業上、どの薬がどの様な作用をするのか知っています。これだけあれば十分、私の呼吸を止めてくれるでしょう・・・。遺書等を書くつもりはありませんでしたが、私が死んだ後、残された人が自分のせいや人のせいだと考える事だけが、どうしても気になり、‘これはずっと前から決まっていた事で誰のせいでもない’という事だけをメモに残し、私は呼吸抑制や血圧低下作用のある薬を全て開け、飲み込むより開ける方が手間が掛かりましたが、一摑みずつワインで流し込みました。ごめんなさい、みんな、ごめんなさい・・・、本当に・・・・。でも、もう、許して・・・・・・・。

5月12日、正確には13日の早朝、私は、死にました。

「限界期」のまとめ

この時期のまとめをするのも、とても辛いです。この時期は・・・未診断のASD者が辿る最悪の結末、と言えます。最近はASDの概念も大分 広まって来て、自らアスペルガー症候群等を疑って医療機関を受診する人も増えている様ですが、考えてみると、そういった傾向はこの四〜五年で急速に進歩したと思われます。私は、非常に特殊な立場でした。私は、自分自身が診断を下す側の精神科医という立場に居り、周囲も同じ立場の人に囲まれていながら、いや、逆にだからこそ、そちら側には そういう人間は居ないだろうという周囲の思い込みもあったかも知れません。当時（と言っても五〜七年前程度ですが。）は、精神科医の間でも、自閉症と言えば、手をひらひらさせながら動き回って車の名前等を次々と連呼する人、という様なイメージしか無かったと思います。所謂《いわゆる》「軽度発達障害」（私はIQが正常範囲だから「軽度」〈あるいは「高機能」〉と称されるという事に関して、強い反発を覚えますが。）に関する知識も経験も、当時の精神科医にはありませんでした。しかし私が自分で自分の診断に辿り着いたのは、医学的な知識があったからこそ、とも言えます。でも、それも又、誰にも理解されなかったので、私は更に絶望感を増し、二十数年以上 何とか抑圧していた希死念慮を抑え続ける余裕が全く無くなりました。抑圧して来た時間が長かっただけ、又、私が生来 真面目な性格であった事も影響し、私が自ら図った行為は非常に深刻なものでした。私は神も輪廻も何も信じていなかったので、ここで自分が最早《もはや》何も感じない物質となる事を疑いませんでした。二度と、この目で世界を見る、耳で聴く、この足で地に立つ、手で触れる、等々・・・そういった事は一欠片《かけら》も考えませんでした。

まとめになっていないと思いますが、この章はこれで勘弁して下さい・・・・・。

第 12 章
“私” として生き直す：“私” の発見－出会い－そして現在

私は結果的に二百錠以上の薬を飲んだ様です。空のシートを全て纏《まと》めてビニール袋に入れて不燃ゴミに捨て、薬を全て飲んで‘普通に眠っている様に死ななければ’と思って布団の所まで行って、そこから私の記憶は完全に途切れています。全て後から聞いた事ですが、栗田先生はやはり私の状態にただならぬものを感じ、旦那さんに注意する様 連絡を入れていたそうです。私が布団に入ろうとする時にどこかにぶつかったらしく、それで旦那さんは目覚め、私の様子を見てすぐに救急車を呼びました。旦那さんは救急車が来るまで待てず、私を外に運ぼうとしましたが、完全に意識を失った人間というのは、40kg も無い位《くらい》でも抱く事は非常に困難らしく、私の踵には擦り傷が出来て暫《しばら》く治りませんでした。恐らく薬を飲んですぐ運ばれたにも拘《かか》わらず、胃洗浄を行っても殆《ほとん》ど何も出て来なかったそうです。アルコールと一緒になった事も影響し、薬は瞬く間に私の体の中に吸収されてしまった様です。三日間、ICU で私は生死の境を彷徨《さまよ》いました。血中酸素濃度はどんどん低下し、恐らく急性の血圧低下と心不全の為 私の顔はパンパンにむくんでいたそうです。人工血液透析をしないと助からないかも知れないと言われたそうです。しかし、不本意にも、私は生き還ってしまいました。二日目の後半頃から私は時に目を覚まし、母が「大変だったね！」と言って抱き締めたらツーッと涙を流し、又すぐに寝入ってしまったそうですが、私には全く記憶がありません。三日目頃から私の意識は段々、回復して行きました。両親が来ていた。両親がここに来る程の事を自分がしてしまった、又、この世界に戻って来てしまった事を徐々に理解し、まず一番に思ったのは‘栗田先生に謝らなくちゃ’という事でした。私は結果的に、栗田先生を騙した。栗田先生に嘘をついた。栗田先生が処方してくれた薬を使って、こんな事をしてしまったのは、栗田先生に対する最大の裏切りだという事は解っていました。私は栗田先生を呼んで「私、先生に謝らなくちゃ・・・」と言った事は憶えています。栗田先生は「そんなことは、いいから。」と言って、私は又ウトウトと眠りに就きました。もう少し意識が回復した時に、栗田先生が私が大好きなミッフィーの幼児向けの絵本を差し入れてくれました。当時は一頁に十文字程度のその本を読む事がとても大変で、すぐに疲れて、又 ウトウトしていました。更に意識が回復すると、“彼女”が目覚めました。“彼女”はまず、どうして私が死んだ事が解ったのか、旦那さんに訊きました。旦那さんは「もう十回くらい、聞かれたぞ。」と言いましたが、私の記憶にはありませんでした。それだけ、自分の‘死’に万全を尽くしたつもりだったのに、それが叶わなかった事が信じられなかったのだと思います。事実、旦那さんが目覚めなかったら私は確実に死んでいたでしょう。そして両親が来ている事を、すごく申し訳なく感じて、当時私が唯一 行きつけで居心地良く思っていた店に旦那さんと両親で行って、と何度も言いました。“彼女”は、こんな時でさえ、皆を楽しませる事を第一に考えました。シリアスは嫌でした。私がしてしまった事を誰にも、少なくとも面と向かっては、大事《おおごと》に捉《とら》えて欲しくありませんでした。今 思えば、私はもう一杯一杯だったのかも知れません。自分がこの世界に戻って来てしまっている、という事だけでも相当な混乱でしたし、これ以上 少しでも誰かから何かの感情をぶつけられたら、私はどうなってしまうか解りませんでした。それを防ぐ為に“彼女”が最大限に、所謂《いわゆる》「躁的防衛」をしていたのかも知れません。三日目の夕方頃には、私はもう殆ど正常の意識状態になっていたので、旦那さんと両親は三人で私が言った店に行きました。夜、旦那さんは帰って来て、私のベッドの傍らに簡易ベッドで、私たちは手を繋いで寝ました。非常に寝心地の悪そうなベッドでした。その前の二晩、旦那さんがそこで寝ていたのかどうか、私に記憶はありませんでしたが、何だかとても申し訳ない気分になりました。私はその晩、殆ど全く眠れませんでした。元々その頃は既に、私は睡眠薬が無ければ眠れない状態になっていました。と言うより、私は睡眠薬を飲む様になって初めて、真の睡眠というものを知ったのだと思います。物心付いてからずっと、私の眠りは非常に浅くて、些細な物音でも目覚めるし、寝る前に喧嘩でもしようものなら、とても眠れませんでした。でも、自分がしてしまった事は重々解っていたので、更に薬を求める等《など》という事は論外でした。私は眠れぬまま、旦那さんの方が先に寝てしまい、繋いでいた手が徐々に離れて行くのが解りました。・・・。次の日には、もう転院しなければなりませんでした。生命の危機を脱した私は、それ以上ICUに居る事は出来ませんでした。栗田先生は少なくとも一ヶ月程度は休養が必要だと判断しました。でも私は大学病院出身の精神科医です。私が安心して休める様な病院を探すのが、まず大変でしたが、何とか大学の系列ではない総合病院を探し、私は暫く入院する事になりました。入院生活は私にとっては割と快適でした。自分の事にさえ、殆ど責任を持たなくて良いという生活は、今までの一生の内でこの時だけだったと言って良いと思います。それでも私は何度か外出許可をもらって帰宅し、洗濯等をして戻りました。旦那さんは家事を殆どしなかったので。

とは言え、私はこの、ある意味 空白とも言える一ヶ月間で、少しずつ“私”の一端を見付けていたのかも知れません。入院当初に、私は自分が自閉症であるという事を確信しました。理由をはっきりと言葉で説明する事は出来ませんが、とにかく、それは私にとって確実な事でした。もしかしたら、‘もう自分には何も無い’という気持ちが、私に“私”をほんの少しだけ自覚させたのかも知れません。私が自ら死を選ぶという行為は、私にとって謂わば“最終兵器”でした。何よりも望んでいながら、何よりもしてはいけない行為でした。それをする時は、私の本当に本当の最後になる筈でした。前にも書いた様に、私は輪廻や死後の世界等というものを全く信じていませんでしたし、そこで自分が完全に無くなる様に万全を期した筈でした。この様な形で、再びこの世で生きて行かなければならない等と、考えてもいませんでした。でも入院していた頃は、まだ悲観的になる余裕もありませんでした。ただ、首吊りをしなかった事だけが悔やまれましたが、この頃は周囲を安心させる事しか考えられず、“彼女”がひたすら何事も無かった様に振舞う事に必死になっていました。しかし頭の中の半ば無意識の所では、“私”がちらっと見える様な状態にあったのかも知れません。私は自分が自閉症である事を確信したので、栗田先生には改めて訴え、栗田先生に相談してから当時の入院の主治医にも手紙で伝え、それから私の勤務先の院長にも、私が自殺した事、私が自閉症であると思われる事を手紙に書きました。栗田先生は、まだまだ半信半疑という感じでした。主治医は「自分はその分野の知識がないので扱うことはできない。」と言いました。この先生に全く恨みはありません。私自身 精神科臨床の現場に居て、この様な立場が普通である事は重々解っていました。むしろ、はっきりそう言ってくれて、私の様な難しい立場の患者に対しても出来る限りの努力をしてくれたと思い、感謝しています。勤務先の院長は一度お見舞いに来てくれて「こんな難しいこと考えてるとは知らんかった。」と冗談めかして言いました。この場合も、今後も私は働いて行かなくてはならないし、面と向かって真剣に何か言われても対処に困っただろうし、これ位の対応でその時は良かったと思います。　　入院して間も無く一ヶ月、私が自分から主治医に退院を申し出て、退院の日取りも決まっていた頃に、ある出来事が起こりました。私には以前「手首を切って死のうとした。」と打ち明けられた知人が居ました。その人に今回の事を話すべきか、ずっと迷っていました。向こうが言ったのだから私も言わなければいけない、という義務感の様なものも感じながら（こういう思考が正に ASD 的なのでしょうが。)、何も知らない人に自分から告げるのもどうか、という思いの間で行ったり来たりしていました。そんな時に相手の方から「アドレス変更しました。」というメールが入って来たのです。私は、自分がした事と、今 入院している事を書いて、返信しました。すると、その人からとても怒ったメールが返って来ました。私は入院中だと言っていたにも拘《かか》わらず、「今、打てないの？！」と何度も続け様にメールが入っていました。私はもう、やけになって「私の頭は壊れてるんだ、生まれつきの脳の障害で そうなのだ」という様な返信をしました。そうしたら「どうして先に言ってくれなかったの、私が本当の Lobin ちゃんを知って嫌いになると思った？」と返事が来ました。・・・本当の私・・・、本当の“私”・・・？！　その時、私は、閃《ひらめ》きの様に気付きました。‘これは“私”ではない、本当の“私”では、ない・・・・！’　同時に、私は“黒い四角”の絵を思い出しました（次頁の図 参照)。この様な黒い枠のある絵（と言うより図形）は私も何度も描いた事がありますし、ドナ・ウィリアムズの本でも、この絵を乳房に例えた治療者を批判する記述があります。・・・そう。今まで私が自分だと思って来たものは、この四角の外でのみ、必要に迫られて何とか対応して来た“仮面”であり、“私”ではないのだと、この時、突然はっきりと感じたのです。本当の“私”は、と言えば、この黒い分厚い四角の中の、ほんの小さい点 位《くらい》になっている、もう見えない位になっている、真ん中の白い所なのではないかと、私は、その時、突然、気付いたのです。

でも、その時点では、その真ん中の小さい白がどんなものなのか、自分でもよく解りませんでした。

やがて私は退院し、すぐに仕事にも復帰しました。旦那さんはまだ無職でしたから、私が働かなければ生活して行けません。相変わらず栗田先生には、「坂本先生と会わせて下さい」と頼み続けていました。取り敢えずAQ（Autism-Spectrum Quotient）というASDの自己記入式評価尺度を紹介されたとの事で、それを付けてみた所、私のポイントは遥かにカットオフポイントを超えていました。カットオフというのは、これ以上の点数だと有意にその障害である可能性が高いという事が研究で統計的に確かめられているという意味です。AQのカットオフポイントは50点満点中33点で、私は38点でした（但し、この時はまだまだ“仮面”の状態で質問にも答えており、現在の“私”として答えたら40点は優に超えると思われます。）。それでも栗田先生は余り深刻に扱ってくれませんでしたが、何とか坂本先生に会う約束は取り付けてくれました。・・・忘れもしない、8月5日、私は初めて坂本先生と会いました。私は坂本先生という人がどんな人なのか全く知らなかったのですごく緊張していたし、それに、きっと今までの様に「まさか」と言われるのだろう、余り期待しないようにしようとも思いながら、栗田先生と一緒に行きました。「助教授」と言うのでかなり年配の人を私は想像していましたが、初めて会った坂本先生は予想よりずっと若くて体を鍛えていそうな人でした。私は、子供の頃の章でも述べましたが、アイコンタクトが出来ないので、人の顔自体 余り見る事が出来ません。だから顔は解らな

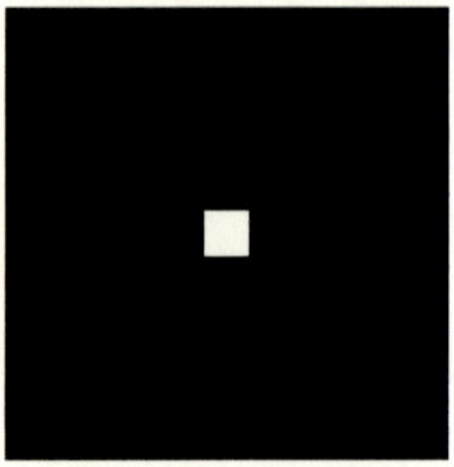

黒い枠の中の白い所が“自分自身”＝自我、枠の外側が外界の“世の中”を示す。つまり、中の白い部分が小さければ小さい程、自我が脆弱であり、黒い枠が厚い程、“世の中”との交流が困難であると言える。

かったけれど、その声は静かで穏やかでした。私は早口や声の大きい人も苦手です。取り敢えず、最初の関門は越えたという感じでした。殆ど栗田先生が喋って私が自分は自閉症なのではないかと思っている事等を伝え、AQの結果も見せました。予想に反して坂本先生は、これまでの人の様に笑ったり「まさか」と一言で片付けたりせず、真面目に話を聞いていました。こんな人は、私のそれまでの人生の中で初めてでした。やがて坂本先生は「小学生用だけど、やってみますか？」と言って、「かみしばい」と書かれている紙束を持って来ました。これは所謂「心の理論」を検査する為のテストで、嫌味や冗談や隠喩の様な言外の意味をどれだけ理解出来るのかを測るものです。四コマ漫画の様な感じで絵の下に簡単な文章が書いてあり、最後に「○○さんはどうしてそう言ったのですか？ それは次のうちのどの気持ちにあてはまりますか？」という様な質問がある。このテストは私にはとても難しかったです。坂本先生は「余り考えずに、直感で。」と言うのですが、「○○くんは××さんがどういう気持ちだと思っていますか？」という様な質問ばかりで、私は正直‘そんなの××さんに聞かないと解んないよ’と思いながら、う〜ん・・・と考え込まざるを得ませんでした。「出来たものは、こっちに渡して下さい。」と坂本先生が言うので、私は何とか一枚一枚 書いて渡して行きました。そこに坂本先生は何やら印を付けて、栗田先生に渡していました。進む程に、何となく周りの空気が張り詰めている様に感じましたが、何とか最後までやり終えました。終わった時に坂本先生が「人の表情とか、解り難いんじゃないですか？」と言いました。考えてみると、私は旦那さんが妙に無口だったりすると「怒ってるの？」と訊いて「怒ってないよ。」と言われても何だか合点が行かなくて、同じ質問を繰り返して、終いには「怒ってないって言ってるだろう！」と怒られて、‘やっぱり怒ってるんじゃん’と思ったりする事がよくありました。だから「楽しいとかは解るけど、怒ってるのか疲れてるのかとか、そういうのは解りません。」と答えました。これが最初で最後、私が坂本先生に口で喋った言葉でした。坂本先生は頷《うなず》いて、私のテストの結果について丁寧に説明をしてくれました。「Lobinさんの答えはとても科学的なんだけど、ほら、この絵を見てみて下さい。この人は笑っていますよね？」等々・・・。結局、私は半分以上の質問に適切に答えられていませんでした。しかも、そのテストは通常 小学5年生位になると全て正答出来るそうです。そして、坂本先生は言いました。私には助けが必要だと、「通訳」が必要だと言いました。通訳・・・！　確かに、それこそが、私がずっと必要としていたものかも知れないと、その時、気付きました。ずっと‘変’だと思って来た私・・・。どこへ行っても、何をしても、何かが‘ズレて’いると感じていた私・・・。そんな私の‘ズレ’を埋める、橋渡しをしてくれる、通訳・・・。夢の様な話でした。でも、そんな事、本当に可能なんだろうか・・・。そんな夢の様な事が起こり得るのだろうか・・・。そんな事を考えていたら、更に信じられない事に、坂本先生が「次は・・・」と言って手帳を繰り出したのです。次・・・？！　私も栗田先生も何も言っていないのに、坂本先生は「次」と言ったのです。私は自分の目と耳を疑いました。本当に、本当に、信じられませんでした。そして、私は、生まれて初めて‘理解された’という感覚を持ちました。あぁ、やっと、やっと、解ってくれる人が居た・・・。嘘じゃないんだ・・・、これは現実なんだ・・・・・。丸で、坂本先生が神様の様に見えました。本当に、生まれて初めて、少しだけ‘生きてて良かった’と思いました・・・。
その後、坂本先生は私と月に一回はセッションを設けてくれる様になりました。最初の頃は、ずっと栗田先生も一緒でした。私も、まだまだ警戒心が強く、人を完全に信じてはいけないとストップを掛ける様な“私”が居ました。でも私は日々、本当の“私”は何なのだろう、と考え続けていました。“仮面”はいつから出て来たのだろうと考えて行くと、あの生後八〜九ヶ月頃からの自分の世界に他者が入って来る事への抵抗、それを止《や》めた時期が、私の“仮面”の始まりだったのではないか、と思い至りました。だとすると、喋り出した頃には、私は既に“仮面”だったのではないかと。そこで試しに、栗田先生を相手に“仮面”を出す事無く“私”だけで接してみようとしました。そうしたら、何と本当に私は喋る事が出来なかったのです！　一言でも、何か声を発しようとするだけで“仮面”が出て来てしまうのです。“自分の声”が解らない、声の出し方が解らない・・・！　書く事は出来ました。聞く事も辛うじて出来ました。相手は口で話し、私は書いて答えるというやり方が、実は遥かに短時間で実りのある会話が出来るという事を、その時 発見しました。それ以来、今も“私”は、その様なやり方で人と会話しています。勿論、聞き言葉も、私は集中していないと余りきちんと理解する事は出来ないのですが、逆に書かれた言葉はインパクトが強過ぎて、相手にまで筆談になってしまわれると自分の世界に踏み込まれる様な脅威を感じます。日常会話では、相手の言っている事は半分も解らないけれど、自分の意思は取り敢えず伝えられる、という今の方法が一番良い様です。一時期は、自分は「選択性緘黙《かんもく》」なのではないかと悩んだ事もありました。選択性緘黙とは、家族等 特定の人とは喋るのに それ以外の人とはほぼ全く喋らない、又は 普段は普通に喋るのに特定の人や場面では全く喋らなくなる、という症状です。殆どが幼児〜児童期に発症し、入園や入学等で親や親しんだ場所・物から離れる分離不安や環境の変化等の心理的要因で起こる事が多く、大半が短期間で自然治癒すると言われています。しかし稀には原因がはっきりせず、複数の治療にも反応せずに症状が長期に続く例もあります。坂本先生に相談したら、すぐに違うと言ってくれましたが、私は暫く考えました。そして、私と選択性緘黙との決定的な違いを見付けました。元々 言語やコミュニケーションの障害があり環境の変化にも弱いASD者は、定型発達者よりも選択性緘黙になる率は高いとは思いますが、選択性緘黙とは謂わば「努力して喋らない様にしている」状態です。私の場合は逆で、喋る事の方が努力を必要とし、喋らない方が自然な状態です。‘喋る’と‘喋らない’、どちらが楽かという点で、両者は対極に位置しているとも言えます。　　　・・ああ、まだ今の事を書くのは早過ぎます。ここまで来るのにも、本当に色々な事や何かがあっての事ですから・・・。ただ、あの日、8月5日から、それまで停止していた“私”の何かが確実に動き出しました。色々考えて見付け出した“私”は、本当に、まだ赤ん坊でした。しかも超未熟児の、保育器の中に入っていなければいけない程の・・・。ですから私は、8月5日が“私”の第一の誕生日だと考えています。

坂本先生の「通訳が必要」だという言葉に強く共感を覚えた私は、最も共に過ごす時間の多い旦那さんにこそ、通訳になってもらわなければいけないと思いました。でも、旦那さんに私の障害の事を説明しようとするだけでも私にはとても不可能で、旦那さんも苛立ち、どんどん大声で早口になり「俺に分かるように説明しろ！」と言われても、私が必死になればなる程、旦那さんの声は最早《もはや》 意味の解らない大音響の様にしか聞こえなくなり、結局は私がパニックを起こして自分に噛み付いたり頭を打ち付けたり、という結果にしかなりませんでした。もう、私の力だけでは無理だ、専門家の人から話してもらうしか無いと思い、栗田先生を通じて坂本先生に伝えてもらい、私とのセッションの他に、旦那さんとの面談まで設けてくれる事になりました。でも、旦那さんは駄目でした。元々プライドが高くて、人から指図を受けたりする事に極端な抵抗を感じる癖に、外面《そとづら》は良くしようと計算する人だったと思います。面談の場面では「はい、はい。」と何でも解っているような受け答えをしながら、家に帰ると「笑い声くらい出したらいいのに。」等と、私が丸でわざと喋らない様にしている様な言い方をしましたし、外で筆談をしようとすると恥ずかしいものの様に、とても嫌そうにしました。先生たちは「旦那さんも段々分かってくれている。」等と言いましたが、決して理解しようとしていない事は、私が一番よく知っていました。　又、旦那さんは何時《いつ》まで経っても仕事をしようとしませんでした。少なくとも私には、そう見えました。私は退院してすぐ必死で働いているのに、旦那さんは私から相変わらず月に五万円の小遣いをもらい、それも一ヶ月経たない内に使い切ってしまい、家でごろごろしてばかり居ました。たまにはどこかに行って来れば、と言ってもパチンコに行く位でした。堪り兼ねて、繋《つな》ぎとしてアルバイトでも何でもしたら良いじゃない、と言うと「こういうのは俺は嫌だからな。」と土木作業の様な真似をしました。何も、そんな事は言っていない。コンビニとかでも何でも短時間ずつでも、せめて自分の小遣いの一部でも自分で稼いだ方が、旦那さんの威厳を保つ事にもなるのでは、と思ったまでです。終いには「俺も、あれかな、うつ状態ってやつかな。」等と言い出し、私は冗談じゃない、と思いました。この人は何という甘ちゃんなんだ。私が、どれ位 苦労してお金を稼いでいると思ってるんだ？　確かに私は一般の職業からしたら高い給料を貰っているかも知れない。でも、それ相応の責任と苦労があっての事だ。何も、湧いて出て来ているお金ではない。しかも坂本先生からも言われたけれど、精神科医という職業は「心の理論」が成立していない私にとって最も向いていない仕事なのです。私が今までこの仕事で働けている、という事自体、奇蹟に近い事なのです。それを、あんな事があった一ヶ月後には復職しなければならない。私が働かなければ、生活して行けないから。小学校の頃からの唯一の“最終兵器”が実は“不発弾”であった事が解り、私の“武器”は何も無くなってしまったのに・・・・。私は、あのICUでの最後の晩の事を、よく思い出しました。二人で手を繋いで寝た時の事を・・。どうか、もう、繋いだ手を離さないで・・・。　　　更に母からは、泣きながら電話がありました。「何度 電話しても出ないんだから！ もう心配で心配で・・・！」と。確かに携帯に一度 着信がありましたが、気付いたのが夜遅かったので掛け直しはしませんでした。家の古い電話は、とうに留守番機能が壊れていました。何をそんなに興奮しているのか、と面喰っていたら「一時の気の迷いなんでしょう？！」と言う言葉が聞こえた。私は耳を疑いました。何を言っているんだ、この人は。私の“最終兵器”だったのだ。小学校の時からの。二十年以上も秘めて来たものを、本当に最後の覚悟で、使った。それが“不発弾”で終わってしまったからには、私にはもう何も無いのだ。「一時」も何も、もう出すものは何も無いのだ。あなたのために、遺書を書いた。本心は何も残したくはなかったけれど、それでは、あなた方が自分や他人を責め合って、救いの無い状況になると思ったから、遺書を書いた。私が、どれ位の、覚悟で・・・。・・・・・結局、何も伝わっていなかったという事です。あぁ、「一時の気の迷い」なんて・・・。やっぱり、同じ、だ。私が、何をしようとも、唯一の最終兵器を使ってしまったというのに、更にそれが不発弾で終わってしまって私の武器は皆無になってしまったというのに、何も変わらないんだ。この人は、何も解らない。私が、どんな事をしようとも、何も理解しないに違い無い。この人にとって私は、いつも安心を与えてくれる者でないといけないのだ。いつでも私は安定した人物で、母の迷いに答えてあげる人でなければならない。その様な人物が少しでも不安定になると、母はやはり半狂乱になるのだ。「お姉ちゃんだったら、まだ分かるけど。」私の入院中から母は何度も言いました。旦那さんが私の事について実家に連絡を入れた時に、母は祖父の所に行っていました。姉が母に連絡した時、姉は「私だと思ったでしょう？」と言ったそうです。姉の方が、私より遥かに落ち着いて、社会性があるのに・・・何故、皆、解らないのか？ 何故、私ばかり・・・・。母は、まだ受話器の中から喋り続けている。やがて私の口が、勝手に動き出しました。この、片方の耳で がなっている音の意味は解りませんでしたが、私は、そういう風に答える様に出来ているのです。決まっているのです。「うん・・・、ごめん、うん・・・、大丈夫、うん・・・うん・・・」・・・・・。

栗田先生も最初の頃は、私が筆談をすると少し恥ずかしそうでした。その様な気持ちは全く解らない訳ではありませんが、“私”のコミュニケーション手段は筆談しか無いのです。それを恥ずかしがられる、という事は“私”自身が恥ずかしい存在と言われているに等しい。“私”は、やはり恥ずべき存在なのだろうか・・・。でも坂本先生は、あっけ無い程 自然に、私の筆談を受け入れてくれました。‘次’があると知った時から今までずっと、私は坂本先生に週にA4レポート用紙五枚もの手紙を書き続けています。それまで口で表現出来なかった事が、紙の中ではどんどん、どんどん溢れて、いくら書いても書き切れませんでした。でも私にはやはり、人を全面的に信じる事は容易ではありませんでした。当時はセッションも栗田先生が同席していましたし、手紙も直接は渡さず、栗田先生にも読んでもらってから栗田先生から渡してもらう様にしていました。その栗田先生に対しても、何故 私の為にこんなにしてくれるのか全く解らず、負担になるのなら早く見捨てて下さいと言った事もあるし、何を言われても変わらず助けてくれる先生に理由を何度も尋ねました。栗田先生は「自分は伴走者のようなものだと考えてほしい。」と、又「自分は打たれ強いことだけが取り得だ。」とも言いました。常に傍らを走っていて、必要があれば何時《いつ》でも援助する態勢にある、と。すぐには解りませんでしたが、その言葉を暫く頭の中で吟味している内に、やっと何となく‘この人には何も気にせず頼って良いのだ’と思える様になりました。「打たれ強い」という言葉が、特に私の安心材料になりました。坂本先生にも、何度も何度も何度も、同じ質問をし続けました。こんなに赤ちゃん位に小さくなってしまっている“私”を受け持つ事が負担ではないのか、私の事が嫌ではないのか・・・。その度に坂本先生は面倒臭がらずに、毎回同じ答えをしてくれました。「負担でも嫌でもない。」と。それでも私はすぐに不安になり、又 同じ質問を繰り返すのです。私には、どうしても信じられなかったのです。栗田先生にしても坂本先生にしても、何の見返りも求めずに、私の為に尽くしてくれる人が居る、という事が・・・。坂本先生は私がリラックス出来る様、色々してくれました。セッションをする部屋も、色々な部屋を隅から隅まで案内してくれて、私はプレイルームを選びました。プレイルームは色々な遊具や物があって、私にはとても魅力的でした。机に向かって椅子に座って話すより、かなりリラックス出来ました。それでも私はフラフープやタイヤの中に座ったり、間に大きな物を置いたりして、先生たちと境界線を引いていました。この中は、私だけの世界、誰も入っては来られない・・。　　　坂本先生は私と会ってからかなり早い時期に、私が自閉症である事は まず間違い無いと思っていると言いました。でも自分は医者ではないので診断は出来ない、しかも（私も重々解ってはいましたが。）私たちの住む県には診断出来る人が居ないと、近県のS先生という人を紹介してくれました。8月の終わり頃に栗田先生にS先生の病院と連絡を取ってもらったにも拘《かか》わらず、予約が取れたのは12月の後半でした。首都圏等では年単位の予約待ちという事も聞いた事はありましたが、この地域でもこれ程 待たなければいけない事実に少し驚きました。でも余り失望はありませんでした。坂本先生が間違い無いと言ってくれて、現に継続的な支援もしてくれているのだから、私の中では確定診断を受けるという事は形式に過ぎませんでした。　　　徐々に徐々に、本当に解らない位のスピードでですが、私は坂本先生に心を開いて行きました。私が先生に甘えて良いのか、と聞くまででも二ヶ月以上掛かりました。ものすごく、ものすごく緊張して「先生に言いたくて言えない事がある。こんな事を言ったら驚くと思う。」と手紙に書いたら、坂本先生が「言ってみて下さい。」と言うので、震える手で何とか私の希望を書いた所、坂本先生は「僕は驚きませんよ。」と、さらっと言いました。その様な一つ一つの経験を積み重ねて、私は‘この人は、本当に大丈夫な人なんだ’という思いを、段々深めて行きました。　　　やがてS先生の病院に行く日になりました。その日は夜中から大雪でした。私と旦那さんは車で近県の病院まで行くつもりでしたが、どこのバイパスも高速も通行止めで一般道もチェーン規制で、とても無理でした。家に引き返して改めて列車で行く事にしました。それ以外は方法がありませんでした。予約時間より遅れて病院に着きました。栗田先生は私たちより先の列車で既に到着していて、予診を受けていました。これまでの全ての検査や評価スケール等の結果は栗田先生の紹介状と共に、栗田先生から渡してもらう様にしていたので良かったです。でも肝心のS先生自身が、雪のためになかなか病院に到着しませんでした。かなり待ちましたがこの待ち時間が、もしかしたら私の緊張を多少鎮める役に立ったかも知れません。待合室にはミッフィーの絵本等もあったので、そういうものを見たり無為に過ごしている内に、私の過度の構えの様なものはいくらか薄れて行った様な気もします。でも、やっと呼ばれて診察室に入って行った時は、やはり緊張していました。この日の為に書いて行った手紙がありました。坂本先生とも事前に相談してA4一枚位が良いだろうという事で、私なりに何とか一枚に纏《まと》めた手紙を、おずおずと差し出しました。例によって私はS先生の顔を見る事は出来ませんでした。S先生は白衣を着ていたけれど他は全部 黒で統一した服装でした。お洒落な人なんだろうな、というのが最初の印象でした。でも声は、坂本先生と同じ様に、穏やかで静かでした。筆談も普通に受け入れて下さいました。色々な質問をされたと思いますが、私が最も印象に残っているものは「あなたは自閉症とはどういうものだと考えていますか？」という質問です。私は暫く考えて、「自分の事も他人の事も解らない」と答えました。咄嗟《とっさ》に答えた事ですが、今も正にこれがASDの本質だと、私は思っています。ここで注目して戴きたいのは「自分の事も解らない」という所です。「他人の事が解らない」という事は、外から見ても比較的解り易く、色々なASDの診断基準の最大のものともなっていると思いますし、支援の面でも多くのものが その部分に焦点を当てていると思われます。しかし私たちは、他人の事が解らないのと同程度、時にはそれ以上に「自分の事が解らない」のです。例えば私は様々な感覚過敏を持っていますが、生まれた時から持っているものなので、それが普通だとずっと思って来ました。人とは違う「過敏」なのだとはっきり気付いたのも、ごく最近の事ですし、今でもどの程度 過敏なのか等という面では解らない所も多いです。ですからASDの支援では、「本人が自分自身の事に気付いていない」という視点を踏まえる事が必要不可欠であると思います。　話を戻します。結局、私は「自閉症スペクトラム」という診断を正式に受けました。‘本来なら、ここでは泣く所なのかなぁ’ 等と漠然と思いましたが、私は何の感情も表す事は出来ず、お礼の言葉さえ伝える事が出来ませんでした。それにしてもこの日は最初から最後まで、私に忘れさせまいとしている様な日でした。行きは大雪、帰りの列車は何と車両故障で一時間半位《くらい》も途中で止まってしまいました。

その後、12月26日、忘年会があって、初めて坂本先生と栗田先生と三人で、二次会に行きました。その時初めて、私は筆談で複数の人と同時に

“素《す》”のままで会話出来たと思います。この時に‘保育器から出た’と感じました。8月5日に超未熟児で生まれた“私”は、12月26日にやっと保育器から出て、この世界に生身の一歩を踏み出したのです・・・。だから私はこの日が“私”の第二の誕生日だと思っています。　　　この後頃から、私は坂本先生とのセッションに栗田先生も一緒に参加している事を、何となく煩わしく感じる様になりました。やはり筆談は、早さに於いて喋り言葉に劣ります。私が書こうとしていても栗田先生がどんどん先まで喋ってしまい、結局 栗田先生ばかりが話し、私には不全感が残るという事を何度か経験して、私はもう栗田先生が居なくても坂本先生との関係は大丈夫だと結論しました。二人の役割を分けた方が良いのではないか。栗田先生は私の日常生活上の困難さを援助してくれる人、坂本先生は私の自閉症としての困難さに対して専門的に関わり援助してくれる人、として。そして、相談して、私は一人で坂本先生と会う様になりました。手紙も栗田先生に見せずに、私が直接 坂本先生に渡す様になりました。それでも暫くは、私はプレイルームのタイヤの中に座ってセッションを受けていましたが、その内タイヤも必要ではなくなりました。もう、私の世界と先生に境界線は要らないのだと理解しました。それから今まで、二人の先生は実に良く それぞれの役割を全うしていると思います。どちらか一人だけだったら、上手く行かなかったかも知れません。坂本先生は栗田先生が私の日常生活をしっかりと見てくれているという安心感があってこそ、私の危機や脆《もろ》さに対応出来たのだと思うし、栗田先生は坂本先生が危機的な対応をしてくれるという安心感と、坂本先生から少しずつ ASD の知識を学んで行き、私と日常的に接する事が出来ているのでは、と思います。

旦那さんは11月にやっと仕事に就きました。坂本先生と栗田先生のアドバイスを受けて一応、家事等《など》も少し分担する様になり、表面上はかなり落ち着いたかの様に見えました。でも、お金がありませんでした。家計は変わらず私が全てを管理していました。家賃や光熱費の殆どは旦那さんの口座から引き落とされる様にしていたので、私は期日までに自分の口座から旦那さんの方に移し替えて、という様な作業で精一杯でした。通帳記載の中身をじっくり見る等という余裕もありませんでした。でも翌年の5月、いつもの様に銀行や郵便局に飛び回って、旦那さんの通帳記入をしたら、何と二千円程しか残高が無かったのです。えっ、どうして？！　家に帰ってから改めて旦那さんの通帳を見てみると、12月と3月の二回しか給料が振り込まれていない。更に複数のカード会社の名義で毎月合計三〜五万円程 引き落とされている事が解りました。これは、どういう事なんだ？　どういう意味・・・？！　少し思い悩みましたが、これは最早 私で解明出来る範疇《はんちゅう》は越えていると思い、坂本先生と栗田先生に相談しました。もう言葉でどう言ったら良いのか解らなかったので、栗田先生には直接 通帳を見せました。栗田先生と話してみて、更に新たに解った事が沢山ありました。私が気付いた以外にも不定期な引き落としやカードで預金を下ろした形跡がある。つまり旦那さんは銀行のものも含めて全てのカードを私に渡していた筈なのに、実は複数のカードを持っていたという事です。給料は、一番考えられるのは手渡しで貰っているのでは、と言う事でした。ああ・・・、私は自分の馬鹿さ加減に絶望的な気分になりました。どうして今まで気付かなかったのだろう。ちゃんと書いてあるのに、半年以上も気付かなかった・・・。しかも、私は更に旦那さんに月に五万円の小遣いをあげていました。それと給料とクレジットカード等を合わせると、月に二十万円位も使っていた事になります。では何にそんなにお金を使っているのか。栗田先生はパチンコではないかと言いました。旦那さんは毎日、夜の11時過ぎまで帰って来ませんでした。そしてパチンコ屋が閉まるのが、11時なのだそうです。あぁ本当に、私は大馬鹿者だ・・・。一人で、お金が無い、お金が無いと思って・・・！　こんなバカは死んだらいいのに・・・、どうして、あの時死ななかったのか・・・・。繋いだ手は、もう届かない遥か遠くに離れてしまいました・・・。私はもう離婚しか無いと思いましたが、私にその選択肢は無い事は前述しました。母が早く死んでくれれば良いのに、とさえ思いました。そして・・・栗田先生に、私としてはものすごく突飛な質問だと思ったのですが、訊いてみました。親に知らせずに離婚する等という事が可能なのかどうか。そうしたら栗田先生はいとも簡単に「そんな人はいくらでもいる。」と言いました。離婚に親の許可など要らないし，役所から親へ通知されることもあり得ない，離婚後 姓を戻さなくても法的にも何の問題も無いと言うのです。私はそんな事も知らなかったのです。もっと早く知っていたら、これまでの手の打ち方も違っていただろうに・・・。考えれば考える程、自分の馬鹿さ加減が情けなくなりました。旦那さんは３月から家に一銭も入れていない。という事は、旦那さんの携帯電話代から借金まで私が全て払っていた事になる。その上、月に五万円もの小遣いもあげて・・・。　でも、そこからは早かったです。親に知られないのなら、現時点では借金もそれ程無いだろうし就職もしたし、今が別れ時だと思いました。私は手紙を書きました。旦那さんに、もう別れる事を決心したと。旦那さんはそれを読み、やっぱりこういう時が来たか、という様な事を言いました。そして驚いた事に、もう借金が数百万円に上っていると言いました。信じられませんでした。一刻も早く、関係の無い人になりたいと思いました。その後の手続きは栗田先生の援助無しには、とても出来ませんでした。離婚届から家の財産分与、そういった社会的な事は私は何も知らず、栗田先生が居なかったら又、色々騙されて更なる傷を負っていたかも知れません。とても感謝しています。離婚届には二名の証人が必要でした。普通は多分、両親とかが証人になるのでしょうが、私にはそれは望めませんでした。又、これまでの‘同意の上でのレイプ’等を考えると、私が離婚した事を出来る限り他人には知られたくありませんでした。一人は栗田先生がなってくれましたが、もう一人をどうするか。悩んだ末、やはり坂本先生しか居ませんでした。私はこれも、ものすごく非常識なのではないかと思いつつ、恐る恐る坂本先生に頼んでみました。この時も、坂本先生は普段と同じ様に「いいですよ。」と言って、その場で証人の欄に記入してくれました。坂本先生がそんな風に、さも普通の事の様に応えてくれたからこそ、私はこの離婚は間違っていないのだと信じられたのだと思います。坂本先生にも、とても、とても感謝しています。助けを得ながら、全て私の方でやりました。旦那さんは離婚届にサインをしただけでした。所が、全ての手続きが済んでも、何日経っても何週間経っても、なかなか旦那さんは家から出て行こうとしませんでした。私は一刻も早く関係無い人になりたくて、こんなに苦労して色々な手続きを急速に進めたのに。旦那さんは就職の時と同じ様に、一日延ばしにして一向に出て行く気配を見せませんでした。旦那さんはすぐ近くに実家があり、実際 就職が決まらなかった時に一時別居していたことがあり、その時は実家に帰っていました。旦那さんの行く先はある筈でした。この家は全て私の名義になっていたし、離婚届も受理されていたし、もう全くの他人でした。栗田先生のアドバイスを受けて、家の権利書や大事な物は全て隠して、合鍵も返してもらおうとして殴られて・・・。そういった経過を経て、7月になってやっと旦那さん、いや元夫は出て行きました。結婚生活は六年、同棲も合わせると十年以上の期間を共にし、優に一千万円以上のお金を元夫の為に費やし、私たちは別れました。

元夫が出て行ってすぐに、私は猫を飼いました。私は小学校三年の頃からほぼ絶え間無く猫を飼っており、ずっと飼いたかったのですが元夫に禁じられていました。その一年少し後にもう一匹猫を買い、今は二匹の猫と一緒に暮らしています。

現在、坂本先生と出会ってからも、離婚をしてからも、数年が経過しています。元夫と坂本先生が一年足らずしか関わっていなかったとは、どうにも不思議に感じます。離婚後も私はちょっとした事ですぐに不安定になりました。坂本先生には何度‘死にたい、殺して！’と言ったか知れません。自傷もしょっちゅうで、よく自分に噛み付いていました。坂本先生は、月に一回のセッション以外にも、私が危機的な状態に陥った時には随時、会う時間を作ってくれました。　私の障害が確定した後 暫くは、私は信頼出来る全ての人に自分の障害を解ってもらおうとしました。でも私がどんなに説明の手紙を書いても、誰も本当には解ってくれませんでした。私が筆談をすると「白ヤギさん黒ヤギさんみたい。」等と言われて、突然 突飛な行動をしている様にしか思われず、これが“私”にとって不可欠な唯一のコミュニケーション手段だとは、誰も理解してくれませんでした。暫く努力を続けて、私は諦めました。結局、“彼”と“彼女”は活躍し過ぎたのです。“仮面”を既《すで》に知ってしまっている人にとっては皆、こんなに未熟な“私”より“仮面”の方が遥かに魅力的なのです。と言うより、“仮面”の陰に隠されている“私”に気付きさえしないのです・・・。　他の障害の人を羨《うらや》んだ事もありました。例えば視覚障害の人は、誰も何も言わなくても、手を引いてもらい通る所はサッと皆が道を開けます。肢体不自由の人は車椅子の昇降を皆が手伝い、少しでも一人で何かが出来たら賞讃されます。私たちだって同じ事なのに、私たちには皆、見えなくても平気で誰の助けも借りずに手探りで歩く事が当然だと思う。歩けないのに車椅子を降りろと言う。稀に車椅子を使う事を許されたとしても、車椅子で階段を昇る事が当然だと思っている・・・。

でもそれも、ある脳性麻痺の人の作文（私が生まれた頃位の古いものですが。）を見てから、もう他人の事を羨むのは止めようと思いました。私たちは、あるのに見てもらえない障害に悩んでいる。でも、見られたくないのに見えてしまう障害もあるのだと。結局、両者共 苦しんでいる事に相違はない・・・。

冒頭に言ったトニー・アトウッドさんの講演の時にも、色々な興味深い話は聞けたのですが、それは全て私には遅過ぎる、何を聞いても‘もう間に合わない、無理’としか思えませんでした。幸運な事に、講演後トニーさんと個人的に話す機会を得て、私はあらかじめ用意していた手紙（英語）を渡しました。トニーさんは読み進む程に真剣な顔になって、そして「自分はどの様な助けをしたら良いのか？」という様な事を英語で仰《おっしゃ》りました。私はその場では殆ど固まってしまって何も考える事が出来なかったので、何とか、連絡先を教えて下さいと英語で書いて伝えました。後から、きちんと考えられる様になってから、必要な事を聞ける様に。トニーさんは住所とメールアドレスの両方を教えて下さいました。これが私の人生に大きく影響を与えるとは、その時は全く思ってもいませんでした。私は暫くしてから私の思いを英語で綴り、手紙を送りました。メールは文字化けしてしまうのでは等の心配があり、私にとってはいつも手紙が最も信頼の置けるものだったからです。でも、この手紙は多分、読み手としては余り気持ちの良いものでは無かったのではないかと思います。何しろ“too late”、“too late”のオンパレードでしたから・・・。トニーさんはメールでちゃんと返事をくれました。「あなたの英語はとてもエクセレントだから。」と言って、英語の本を一冊、私の役に立つかも知れないと紹介してくれました。私は早速その本を取り寄せて読みました。ASD に関する本は既に かなり膨大な量を読んでいましたが、その本は私が今まで読んだ どの本とも少しタイプが違っていました。色々な職種の専門家や親や当事者等の、様々な方面からの寄稿を纏《まと》めた様な本で、少なくとも今現在 日本には訳書も含めてこの様な本は存在していないと思いました。そこで思い付いたのが、‘私がこの本を邦訳してみたらどうか’という事でした。再三言っている様に、私は読書が大好きでしたし、以前から坂本先生への手紙等で私の文章力は評価されており、自分でもいつか本を出す事が長年の夢でした。その第一が翻訳でも良いのではないかと思ったのです。何より、この様な貴重な本を、日本でも広く読まれるべきだという気持ちが強くありました。取り敢えず序章と目次を訳して、栗田先生を通じて最初は某大手出版社に持ち込みました。でも、そこの出版社は「版権を調べる。」と言って一ヶ月も二ヶ月も待たせた挙句、「他の所が取っているようです。」という返事だけで却下されてしまいました。私は納得出来なかったので、ASD 関連の本も出していて坂本先生には馴染みがあると言う協同医書出版社に、同じものを持ち込みました。その返事はまず、「自分たちの所は小さな出版社なので、今回の企画を扱うことはできない。」というものでした。でも、それだけではありませんでした。私がこの編者と同じ役割をして同様の本を新たに日本語で出版してみないか、という誘いが担当の方からあったのです。　　　それが、この本となっています。思いも寄らない所で、自分の夢にぐんと近付きました。最初は色々な方面からの人の意見を盛り込む事を考えていたのですが、私の人間関係が非常に狭い範囲でしか無く、結局は坂本先生と栗田先生だけに参加してもらう事になりました。

大分 前から、栗田先生にも坂本先生にも、私が「変わった。」「安定して来た。」と言われていましたが、自分ではずっと何が変わったのか、よく解りませんでした。坂本先生の支援を受けてから三年以上が経った頃、つまり“私”が3歳を過ぎた頃から、私にも少しずつ自分の変化を実感出来る様になりました。まず、先生たちから再三 指摘されていたのは「仕事を休まなくなった。」という事でした。うん・・・確かに、それはそうかも知れないけど、だから何だって言うんだ・・・？　でも段々、気付いて行きました。言われてみれば、自傷やパニックの頻度もかなり少なくなった。県の自閉症協会では定期的に当事者としての意見を述べる機会を戴き、少しは自分も人の役に立つのかも知れない という思いを得る事が出来始めてもいる様です。　　　そして、今・・・・、私は・・・、私は、っ・・・・、本当に、生まれて初めて、‘生きたい’と、‘死にたくない’と心から思っています。本を書きたいし、協会で役に立ちたいし、先生たちも居るし・・・。今、私は生まれて初めて、自分の命に対して未練を持っています。本当に、少し前の私からは想像も付かなかった事です。信じられない事です・・・。その意味で、私は確かに‘変わった’と思います。

今“私”は、幼～小児期程度です。坂本先生も、私が坂本先生と最初に出会った８月５日を“私”が生まれた日と考えて良いと言ってくれています。“私”は、その年齢に見合って、少しずつ成長して行っていると思います。実年齢と大分、懸け離れてはしまいましたが、・・・それが私が払った代償とも言えるのですが、・・・それでも、“私”は、ASD 者としての“私”なりに確実に成長していると思います。私は“私”の人生を（全ての生活を“私”で送る事は最早《もはや》 出来ませんが・・・。)、今度こそ踏み外さない様に、慎重に生きて行きたいと思います・・・・・。

最後のまとめ

ものすごく長い章になってしまいました。この章は二つに区切る事も考えましたが、どこで切っても、話の勢いを減じてしまう気がして、結局 長い終章として書く事にしました。

この章は、人生のどん底から少しの光明が見える所までの、一つのドラマの様な気がします。とても、まとめをする事は出来ません。

ただ、一つだけ、この本を読んでいる全ての人に、言いたい事があります。

命を失ってもおかしくなかった様な、後遺症が残らなかった事が奇蹟的な様な、深刻な自殺企図を犯してしまった程の、二次・三次障害を来《きた》してしまったケースでも、既に成人となって久しい年齢であっても、三年間、適切な支援を根気強く続ければ、良い方向に向かう可能性があります。この「適切」という事が最も重要で、難しい所でもありますが、言語表出が有る無しに拘《かか》わらず、取り敢えず本人が喜んで参加していれば、それは適切と考えて良いと、私は思っています。当初は何も変わらないと感じられるかも知れません。勿論、本人が苦痛に感じている支援は早急に止《や》めるべきですが、私自身の経験から、適切な支援の効果の目安は約三年だと思います。どうか、皆さん、本人の意思を確かめながら、三年間、頑張ってみて下さい。支援が適切であれば、必ず変化が見られると思います。　　それが今、私がこの章で、最後に伝えたい、最大の事です・・・・・。

と、ハッピーエンドで終わらせたい気持ちも山々ですが、もう一つ、やはり言っておかなければいけません。私の様に、30 歳代半ばにして０歳から生き直す、などという事は、決して誰も経験すべき事ではありません。30 歳代後半になるまで、‘生きたい’とか‘生きてて良かった’、‘死にたくない’と思う事が一度も無い様な人生を、誰にも送って欲しくはありません。・・・あぁ、上手く言えませんが、この文の冒頭にも述べた様に、支援は早ければ早い程 良いに決まっています。勿論、“適切な”支援でなければなりませんが。
早く“私たち”を見付ける為に、少しでもこの本が役に立てば、と思うのです。
どうか、どうか・・・・・・。

「やっかいごとよろず引き受け業」
——Lobinさんのサポーターとして　栗田

Lobinさんに学ぶ
——Lobinさんのセラピストとして　坂本

「やっかいごとよろず引き受け業」——Lobin さんのサポーターとして

私はこの本に出てくる精神科医師の栗田である。職場ではこの本の著者であるLobin さんよりも5年ほど先輩になる。社会人になってからのLobin さんの状況について、私の視点から書いてみたいと思う。本人の手記と重複する部分も多く、蛇足となるかもしれないが、ご容赦願いたい。

読んでいただければわかると思うが、いくつかの出来事について、Lobin さんと私とでは捉え方が異なっている。相違点の一部は、自閉症者の世界と我々の世界との違いを反映しているかもしれない。そのような視点で対比して読んでいただくのも、この本の活用の仕方の一つだと思う。

文中で彼女を何と呼ぶべきか迷ったが、本人から「Lobin」がいいと言われたため、その様にしている。ちなみにロビンはRobin と表記することが一般的で、ネットで検索してもLobin という名前はほとんど見られない。なぜLobin なのか？彼女に聞いたら、「特に理由はない」、ということだった。これも彼女の持つ独特のこだわりの一つなのだろう。

私は学生のころ、運動部に所属していて、弟分、妹分のような後輩がたくさんいた。また現在の職場でも、後輩の面倒をみることの多い役割をしており、後輩たちとの交流は多い方だった。初めLobin さんも、私にとって多くの後輩の一人だった。しかし様々な出来事を通して、今はそのような後輩たちと一線を画した存在となっている。

現在、私はLobin さんの薬を処方し、主治医的な役割をしている。また彼女はその知能の高さに比して、あきれるくらい日常生活能力がないため、様々なお世話をやっている。彼女が好きだった新井素子の作品『星へ行く船』（集英社）の中の言葉で言えば、「やっかいごとよろず引き受け業」ということになるだろうか？結構な頻度でやっかいごと——たとえば車やパソコンの修理について交渉したり、通信教育を受けさせられそうになったのを断ったり、職場での勤務時間変更の交渉をしたり（普通の人だったらあまり苦にならないことも、彼女にとってはやっかいごとに入る）——が起こる。

トラブルを解決しても彼女からの感謝の言葉はない場合も多い（最近は坂本先生のご指導によってずいぶん変わってきた）。彼女の特性から仕方がないこととわかっていても、時に何とも言えない情けない気持ちになる。しかし、あの5月、本文中で彼女が「最終兵器を使用した日」として書いているあの日を思い出すと、今笑いながらこのような不満を言える状態が、本当にうれしく、平和に感じられるのである。

最初にLobinさんと話をしたのは、彼女が私たちの職場に入って一年目の半ばころ、ある飲み会の席だった。それまでは、顔は知っていたが部署が違うため、ほとんど話をする機会がなかったのである。その日は5～6名で居酒屋に行ったのだが、二次会のカラオケでLobinさんの様子を見ていて驚いた。彼女は最初に自分が歌う曲を入れ、途中誰か躊躇《ちゅうちょ》していると、順番を飛ばしてまた自分の曲を入れ、最後は一人で歌い続けていたのだった。

後で聞くと彼女は、沈黙の時間ができたら場が白けるので、とにかく誰かが歌い続けた方がいいと思っていたらしい。自分としては周りの役に立っているつもりだったようだが、一番下の立場で先輩の順番を飛ばして歌うことは、顰蹙《ひんしゅく》をかうものだということがわかっていなかったようだ。しかし当時の彼女は、そのような非常識な行動が許されるような不思議な雰囲気を持っていた。みんな「Lobinちゃんだったら、仕方がないか」と親しみを込めて言うのが通例だった。そのように彼女は、周りから、特に先輩から可愛がられる存在だった。

また彼女の同期は本人を入れて6人いたが、とても仲が良く、彼女以外にも個性的な人が多く、そういう意味で集団から排除されることはなく、居心地がよかったようだった。そして、ひとたび飲み会となると、彼女は誰よりも上手にその場を仕切り、率先して飲み、笑い、下品な冗談にもいやな顔もせず切り返し、とにかく彼女がいると飲み会がぱっと明るくなる状況だった。

後で思い出すと、様々な形で彼女の「自閉」に気付くことがある。たとえば当時の写真。とてもいい笑顔で写っている写真があるかと思えば、完全に別人のように覇気がなく、まるで魂が抜け落ちたような不思議な表情で写っているものもあった。またもうひとつは、唇をいじる癖。当時彼女はそういう癖があったが、それが出ているときにはこちらが呼びかけてもなかなか気付かなかった。これらの状態はLobinさんが懸命に「仮面」を使って世の中に適応できるように頑張っていて、時々ふと自分の世界に入ってしまい、それまで作っていた仮面の表情が消えうせ、外部からの音も聞こえなくなってしまうという状況が反映されていたのではないか。この頃は自分でもまだ仮面の状態、特に本人が「彼女」と呼ぶものが、自分の本当の姿と思っていたようだ。「仮面」は自分さえもだましていたのであるから、私たちがその「仮面」の陰にあるものに気付くことは到底無理な話だった。それほど彼女の「仮面」はよくできていたということだろう。そしてそれが大きな悲劇につながっていったのだと思う。

「仮面（原文では“character”）」という言葉はドナ・ウィリアムズの自伝的著作『自閉症だったわたしへ』（新潮社）（原題：NOBODY NOWHERE）で使われている。ドナは成人になって自閉症という診断を受けた人で、幼少時はほとんど理解されることなく、何らかの精神障害か知的障害があるものと思われていた。現在は4部作の自伝だけではなく、本人が書いた自閉症についての研究書も出版されている（現在日本語訳は第3部までしか出版されていないが、Lobinさんは4部作すべてと研究書を原文で繰り返し読んでいる）。また作曲をしたり、歌を歌ったり、絵画や彫刻の分野でも作品を発表したり、とマルチな才能を発揮している。「仮面」の問題だけではなく、芸術活動をしていることなど、様々な面でLobinさんが親和性を感じている人である。幼少時ドナの中で、恐ろしい外界の事象に対抗するために、元々は大目玉の怪物で攻撃性の高い「ウィリー」と、誰にでも好かれ何でも言うことを聞く「キャロル」という2つの「仮面」ができたことが、その著作に記されている。このように自閉症スペクトラム障害の人の一部は、時として生きていくための術《すべ》として、自分の周りの人気者やテレビやマンガのキャラクターを取り込み、「仮面」を形成する場合がある。

自閉症スペクトラム障害についての世界的な権威であり、臨床家・支援者でもあるローナ・ウィング博士は、自閉症の社会性障害を、孤立型、受動型、積極奇異型の3つのタイプに分けて説明している。これは自閉症者が生きていくための適応形態のタイプを示しているという解釈もできるのではないかと思う。他との摩擦が生じないよう孤立して生活する人もいるし、なんでも言われた通りにして迫害を避ける人もいる。また周りから奇異に思われながらも積極的に他者と関わりなんとか生活していっている人もいる。Lobinさんは幼少時から現在に至るまで基本的に受動型だと思うが、ドナと同じように自分が見たり聞いたりした様々なキャラクターを自分の中に取り込んでいって、対人関係円滑化器官としての「仮面」を形成していったのだろう（Lobinさんと同じように「仮面」を形成するタイプの人は、受動型に多いように思う）。定型発達の人でも似たような適応形態を示す人がいて、たとえば太宰治は「道化」という言葉を使って、類似の状態を説明している（太宰治が定型発達だったのか、あるいは若干発達の問題を有する人だったのかについては、議論の余地があるかと思う）。ただ自閉症の人が違うところは、「仮面」を形成すると、自分が意識していなくても、いや時には自分の意志に反して「仮面」が自動的に作動し続ける状態が生じ（これを自動操縦と表現する人もいる）それに乗っ取られたような状態になる場合があることである。これは解離[※注]に似ているが、精神科医でもあるLobinさんによれば、解離ではないとのこと。少なくとも解離性同一性障害（いわゆる多重人格）ではないらしい。本人はその時のことをよく覚えているし、何より「仮面」は一つの人格というよりも、つぎはぎでもっと原始的なもののようである。

※注：心理学・精神医学用語で、心理的な強いストレスによって意識・記憶・感覚・身体機能などに影響が生じること。重度の場合、記憶喪失のようになったり、別の人格が出現したりすることもある。

本人も書いているようにLobinさんの中では「彼」「彼女」という2つの仮面が形成されている。これはそれぞれドナの「ウィリー」と「キャロル」にあたる。戦いの仮面と友好の仮面である。同じようなタイプの人でも、仮面があまり意識されず、単に自動操縦になるという感覚のみの人もいるが、Lobinさんの場合は、完全に仮面主体で、自分でも仮面の、特に「彼女」の状態の自分が、ナチュラルな状態と考えていたほどである。それだけ外部との交流の器官だけがいびつに発達した状態だったと言えるだろう。まるである種の鳥類が自分では理解できない人語を話すことによって、人間たちから興味をもたれ、可愛がられるように、彼女の周りにもたくさんの人々が寄ってきた。「彼」や「彼女」によって本来の自分が限りなく小さくなり、また「彼女」の受動性によって周りの人からつけこまれ、うまく利用されてしまう、特に男性によって、という部分は、女性としてこれ以上の悲劇があるのか、と思えるほど、つらく苦しい状況が記されている。仮面の「彼女」と性的関係が生じてしまった多くの男性や、元の旦那さんとの関係が、自分がいいように利用されてしまった、という思いとともに取り返しのつかない心の傷になってしまっている。この手記を読むとき、誰もがもっとも心に痛みを感じる部分だと思う。

話を戻そう。そのようなことで私は、彼女のことを単に「ちょっと変わっているが、歌うことが好きで、とても明るい人」と認識していた。しかしある時、この認識が大きく変わる出来事があった。彼女が職場に入って数年後の飲み会の後だった（彼女は飲み会の誘いを断ることはほとんどなかった）。たまたま帰りが一緒になって歩いているとき、突然彼女が「私、死にたい」というようなことを言い出したのである。私は驚愕した。周りを見渡すと、同じ病院の関係者と思われる人たちもどんどんすれ違って行く。そういう状況の中で彼女は「私は小学校のころから死にたかったのです」と、決して大きな声ではないがはっきりと、笑顔で、言い続けた。すれ違った後で、気になった様子でちょっと振り向いた人もいた。それでも彼女は笑いながら、「死にたいです」と言い続けた。その笑顔――「仮面」の間から「本当の私」がほんの僅かに顔を出した瞬間だったかもしれない――が今も忘れられない。

話を聞いてみるとLobinさんは小学校のころからずっと人の輪に入ることができず、遠足のときも一人で弁当を食べていたこと、交換日記で相手の悪いところを書いたらそのまま仲間はずれにされてしまったことなどがあったそうだ。その時は、「君は正直すぎるのでそれだけ負担を背負い込んでしまうのではないか」、といって慰めたつもりだった。彼女はわかったようなわからないような顔をしていた。

その後、ときどき私は彼女から相談を受けるようになった。職場に入って一年目の終わりごろから、彼女は私たちの研究グループに加入しており、そのため私は、研究的なことについても彼女をサポートすることが多かった。当時、Lobin さんは様々な学会で研究報告をしており、世界的な学会でも賞をもらうなど高い評価を得ていた。それだけ彼女は研究の面でも、非常に優れた才能を持っているということであろう。

Lobin さんは医師としての仕事は、常に一生懸命やるタイプの人だったが、普通の人だったら大丈夫なことが大丈夫ではないため、すぐにキャパシティがいっぱいになってしまい、結果として仕事を怠けているようにみえることがあった。また彼女独特の「ずるい」という感覚があり、自分が損をしているという気持ちを持ったときには、その仕事は避けるような傾向もあった。そのため一部の人は彼女のことを不真面目と思っていたようだ。また別の人からは、彼女の物怖じせず、立場が上の人にものが言えたりする様子を見て、「元ヤンキーでしょう」とか「元レディース」とか言われることがあった。これも彼女の仮面の一部の作用だったと思う。

仕事のことでは、こんなことがあった。Lobin さんとある年輩の女性の患者さんとの間でトラブルが生じた。詳細はここに書けないが、Lobin さんのとった行動は間違いではなく、別の患者さんに対してはそれで正解なのだったが、相手は明らかに怒っており、「院長に訴える」と興奮して語っていた。このような場合、どちらが正しいかという議論よりも、相手の感情を理解して対応する方が、後の大きなトラブル（たとえば訴訟など）を避けるためには得策であるのだが、Lobin さんはどうしても引かず、私にも自分の正当性を認めることを要求した。私は仕方がなく、上司として彼女に、まず謝るように、と伝え、彼女は渋々その通りにした。その後も何かの機会にそのことを思い出して、罪悪感にさいなまれることがある。自分が間違っていないのに謝ることを強要されること（Lobin さんは“嘘をつくこと”と表現）が、どれだけ苦痛だったか。Lobin さんの心情を考えるともう少し別の方法があったのではないかと思う。

前にも書いたように、Lobin さんは周りから、特に男性から可愛がられる人なので、女性からは疎まれることが多かった。本人は全くそのつもりはないのだが、女性からみると自分の恋人や夫を盗《と》られるような気持ちになるのではないかと思う。だから以前から彼女の友達は男性がほとんどである。さらに彼女は男性に対しても異性という意識がなく、セクハラみたいなことをされても比較的平気で、飲み物とかも自分がおいしそうだと思うと、一口だけちょうだい、と言って平気で口を付ける。男性からみると「自分に好意を持っているのかな」と思ってしまう。

しかし、これは仮面の状態でこのようになるのであって、仮面が薄れると全く逆の状態も出現する。私と会っているときは、仮面が薄い状態になっているということだが、他の人と接しているときと違って、ちょっと手と手が触れただけでも電気が走ったように手を引っ込め、何かにごしごしこすったりしている（これをやられると、何か汚いものに触ったようなリアクションなので、ちょっと情けない気持ちになる）。また坂本先生に接するときはほとんど仮面のない状態になるらしく、そういう時には自分から坂本先生の服（特にふわふわした部分）にふれてみようと思うこともあるようだ。おそらく元々は、皮膚と皮膚がふれあう感覚は大の苦手で、ぬいぐるみとか動物の毛皮とか、ふかふかしたものは触るのが大好きという、触覚の偏りがあるのだと思う。仮面のときにはこのような偏りが目立たなくなるばかりか一部逆転するという現象も起きる。

このような感覚のずれは、自閉症の人の生活上の困難に大きく関わっている。Lobinさんの場合、視覚に関しては、色の感じ方が他の人とずれている可能性があり、他の人があまり気にならないような明るさや色合いの光でも、本人にとっては著しく不快に感じる場合もあるし、また自分がその光を苦手にしていることも気付かずにその場に居続け、著しい疲労感が生じる場合もある。Lobinさんによると、どうも彼女が見て（感じて）いる色は、赤の波長の方に全体的にずれているようである。他の人が「オレンジ」や「ピンク」と言うものを、彼女は「赤」と感じる事があるらしい。このため，特に赤い光は非常に強烈に感じられ、苦手としている。聴覚に関しても、甲高い女性の声などが極端に苦手である。このような特性を持つため、Lobinさんは特殊な色つきグラスを使用したり、できるだけ苦手な波長の人と離れて座ったりする工夫をしている。

私とLobinさんのつながりを語るうえで、欠かすことができない要素は

「バンド活動」である。彼女は小さいころからピアノを習っていて、絶対音感があり（これも自閉症の人に見られる才能の一つなのかもしれない）、学生のときには社会人のバンドサークルに所属しており、バンドのボーカルとキーボード奏者として定期的にライブを行っていた。たまたまそれを見に行ったことがきっかけで、自分もバンドをやりたくなって、すでに30代半ばだったが、ギターをはじめ、仲間内でバンドを結成した。彼女は初めはかなり冷ややかにその活動をながめていたが、しかしライブ本番のときには、裏方として我々のつたない演奏を強力にサポートしてくれた。さらにだんだんメンバーとして参加してくれるようになり、圧倒的に歌がうまかったため、当初ギター＆ボーカルだった私は、ボーカルの座をうばわれることとなった。彼女の元々のバンドが活動を停止しているため、現在は私たちのバンドの方が主な活動となっている。

それまで自分の立場は、上司的、先輩的、兄貴的であったが、この音楽活動のおかげでその役割がかなり揺らいでしまった。音楽のことに関しては、彼女の方がはるかに先輩であるため、少なくとも音楽活動のときには、彼女からは、ダメな人扱いをされることが多かった。そしてそれがそのままそのほかの活動にも広がっていった。

このように一人の人間が多面的な側面を持つことに彼女は慣れておらず、時にそれが混乱となって、彼女を揺さぶることもある。バンドメンバーのベース担当者は、彼女の後輩にあたったが、バンドでは彼女についで音楽歴が長く、バンドをある意味で引っ張っていく立場にある人間だ。彼の結婚式のとき、バンド仲間の一人として挨拶を求められたLobinさんは、ベースの彼がかなり年下なのに、兄的な役割としてとらえてしまい、「お姉ちゃんの結婚式のときを思い出した」と言って泣き出してしまった。周りの人たちは訳がわからず、感激して泣いているものと勘違いする人もいたようだ。

もうひとつ大事な要素は「ねこぢる」という漫画家である。ねこぢるは女性の漫画家で、マンガの内容は主ににゃーこ、にゃっ太という猫の姉弟が登場し、無邪気さの中に極端な残虐性を発揮するというものだ。キャラクターのデザインはシンプルでかわいいが、内容は血や内臓が飛び散るなど、かなりグロテスクで虚無感みたいなものも漂う。初めは『ガロ』というマイナーなマンガ雑誌に作品が掲載されていたが、そのキャラクターがうけて、徐々にメジャーな雑誌にも進出していくようになる。しかし人づきあいが極端に苦手だったねこぢるは、徐々に仕事が増え対人関係が広がっていくことに耐えられなかったのか、1998 年 5 月、自殺によりこの世を去る。31 歳の若さだった。

私がねこぢるを読み始めたのは、すでに彼女が亡くなってからであるが、シンプルな絵とその内容のギャップに衝撃を受け、以後ほぼすべての作品を読んでいる。Lobin さんは私よりだいぶ前から読んでいて、作品そのものが好きなこともあるが、ねこぢるという人物と自分がシンクロする感じを強く抱いていたようだ。年齢よりも著しく若く見られることなど、公開されているデータに共通点が多いこともあったが、一番の類似点はその気質であった。ねこぢるはこの人は波長が合わない、と思うと 15 分以上話をするのが耐えきれなかったらしい。太った人はそれだけで苦手で、太っているというだけで編集者を替えてもらったことがあったそうだ。替えられた方からすると自分には何の落ち度もないはずなのに大きなショックだったと思うが、ねこぢるにとってはゆずれないラインだったのだろう。このような「波長が合わない人」とは全くコミュニケーションができないのは、Lobin さんも同じだった。彼女は、声がでかくて押しの強そうな人（特に女性）は苦手なようである。またねこぢるとの共通点は、常に「生きづらさ」を感じていて、「死」と隣り合わせに生きているという点もそうであった。ねこぢるが自閉症スペクトラム障害であったかどうかは、今となってはわからないが、少なくともその傾向はあったのではなかろうか、と思う。

ねこぢるが徐々に増加する仕事に圧迫されていったように、Lobin さんも職場での仕事が増えていき、そして疲弊していった。職場の配置替えのとき、人事担当者からのアンケートに、自分勝手な要求を書く人が多い中で、彼女は一言「おまかせします」と書くのが定番だった。そのため彼女は常に忙しい場に配置された。後輩の指導やある部署の管理者代行など、今考えるととても本人に向いているとは思えないような仕事も任されていた。

このような状況になってしまったことに関しては、自分も責任を感じている。人事担当者の一人として私も職場の人員配置にかかわっていたが、この頃はまだ彼女の得意分野と苦手分野を読み間違っていたため、一番苦手な対人関係をうまく保つことが要求される仕事を押し付けてしまったように思う。結局 Lobin さんは体を壊し、また様々な心理的なストレスもあり、我々の職場をやめて別の仕事を行うことになった。しかしその後も Lobin さんとは研究活動やバンド関係で顔を合わせることは多かった。

ある日、その後の Lobin さんの生活に深く影響する重大な出来事が起こった。深夜に Lobin さんからただごととは思えない内容のメールがあり、意味を尋ねてもなかなか返事が来なかった。数日後、ようやく会う機会があり、直接聞いてみると、本文中にもある通り、たまに勤務していた先の知り合いでだいぶ年上の人と関係ができてしまったということだった。この時はまだ、本人もドナ・ウィリアムズの自伝を深く読みこんでいなかったので、「仮面」という言葉は使っていなかったが、確か「自動操縦」に近いことは言っていたように思う。自分の意志ではどうにもならず、相手が望むことににこにこしながら応えてしまう、という悲劇について、この時初めて聞かされ、強い衝撃を受けた。それはこれまで自分が学んだ精神医学では説明がつかないものだった。ただ話しているうちに、それが単なる思い込みではなく、その呪縛のようなものが本当に存在することが理解できた。

これ以降、私は彼女の主治医として、抗うつ薬を処方するようになった。この頃急速に自殺念慮が高まり、なんとかそれを抑えるのが大変だった。薬物療法ではどうにもならない部分も大きかったが、なんとか改善してほしいという気持ちから、薬の量は徐々に増えていった。これが後に「最終兵器」に結びつくとは、この頃は考えもしなかった。

この問題については、その後も繰り返しフラッシュバックが起こり、苦しむことになるのだが、Lobin さんの不幸は、それだけではなかった。元々家族内の問題があり、姉は本文中にある通り食事の問題を抱えており、そのために母はなんとか食べさせようとし、その果てしのない諍《いさか》いの中で、自分は「いい子」にならなければならない、という強い思いがあり、自閉症特性の影響でそれはどんなことがあっても守らなければならない、ということになってしまっていた。

一方でこれも本文にある通りご主人の借金問題があり、特にご主人が失業してからは、経済的にとても苦しく、しかしそれを実家に相談することなどとてもできない、まして離婚するなどとはとても言えない、という状況が続いた。客観的にみると典型的な自縄自縛《じじょうじばく》の状態で、ちょっと発想を変えれば簡単に解決することのようだが、彼女の尋常ではない頑《かたく》なさからすると、完全に袋小路に陥ったような状態だったのだろう。

このようにフラッシュバックや漠然とした不安、そしてはっきりと差し迫った経済的不安などが相まって、大変不安定な状態が続いた。

「どんどん陰の方向に行ってしまいます」
「不安がこみ上げてきてしまいました。理由はぜんぜんわかりません」
「気持ちが死の方に傾いてしまって、どうしようもなくなっています」

深夜に突然このようなメールが来る。その度になんとか返信しなければならない。深く寝てしまっていて、何度かメールを返せなかったことがあった。その度に痛恨のエラーをしてしまった気持ちになる。幸い大事には至らなかったが、毎日が救急当直をしているような緊張状態だった。たまに会うと腕などに自分で噛んだ痕だという無残な傷が残っている。今もあの頃のことを思い出すと、胸が締め付けられるような思いが蘇る。なんとかしてあげたいが、どうにもならない。そんなもどかしさが続いた。わき起こる雲のような不安感、圧迫感が感じられた。救いたい、という思いと、救えないかもしれない、という不安が交錯した。

この頃までにLobinさんはドナの本を読みなおし、またその他の自閉症当事者の手記をたくさん読んで、自分も自閉症ではないか、という疑いを強くしていたようだ。しかし当時の私は、古典的な知的障害を伴う自閉症児以外は見たことがなく、その知識もなかったため、彼女の問いかけに対して明確な答えを返すことができなかった。

ちょうどねこぢるの亡くなった日が近づいていた。5月のある日、私は彼女に、二人でねこぢるの命日に故人を偲ぶ会を行うことを提案した。そして彼女に『自殺されちゃった僕』（吉永嘉明 著、飛鳥新社）という本を渡した。これは自分の妻、同僚、友人（ねこぢる）の3人に自殺された著者が、その悲しみとやり場のない怒りの心情をつづったものである。本を読んで少しでも自殺の抑止力になれば、と思った。事態はそこまで切迫していた。しかし、本もねこぢるの供養もあまりよい効果をもたらさなかったかもしれない。

ねこぢるの命日にあたる日、Lobinさんはいつもよりもテンションが高く、楽しそうにしていた。白い服を着ており、それが死に装束に見えて、ぞっとした。ねこぢるがインドが好きだったことにちなんでインド料理を食べ、その後カラオケボックスに行った。元気だったころの彼女は、前述の通りカラオケの女王のようなものだったので、歌うことでなんとか多少でも気分がプラスの方向に向かないかと考えた。初めは上機嫌で歌っていた彼女も途中から急にトーンダウンし、しばらく無言となり、その後静かに泣きだした。さっきまで元気そうだったのにどうしたのか、と間の抜けた質問をすると、「今日が最後だと思って…」と言って泣き続けた。後にわかったことであるが、彼女はこの数日前から、何度もタオルで首を括ろうとしてはやめるという行為を繰り返していたということだった。

その後私は、これまで精神科医として培《つちか》ってきたあらゆる手段を用いて、Lobinさんに「自殺をしない約束」を取り付けようとしたが、彼女は泣き続けるだけだった。結局深夜遅くまでかかって、なんとか「もう一度カラオケに行くこと」を約束させ、その夜は解散した。

翌日私は気が気でなく、Lobinさんのご主人に職場まで来てもらって、緊急事態であることを説明した。ご主人は、一応真剣に聞いてくれたが、そこまで切迫しているとは思えない様子だった。

ねこぢるの命日から数日、重苦しい時間が流れ、そして運命の日が来た。朝の5時か6時ごろだったと思う。携帯が鳴ったような気がして目が覚め、見るとご主人からの着信が残っていた。瞬間…息がとまる思いだった。なにか大変なことが起こったに違いない…なにか大変なことが…。一度ゆっくり息を吸って、電話をかけた。

ご主人の声は意外と落ち着いていた。昨夜遅くまで二人でワインを飲んでいて、その後様子がおかしかったので、あたりを見たら薬の空のシートがたくさん見つかり、あわてて救急病院に搬送したこと、処置が早かったこともあり現在は生命の危険はないが、今後予断を許さない状況であること、などが語られた。

私は少しほっとした。ねこぢるは致死率が高い縊《い》死であった。同じ手段をとらないでよかったと単純に思った。が…、同時に言いようのないやるせない思いが胸を締め付けた。やはり自分の力が届かなかった…。とても大事なものが自分の指先をすり抜けて、すーっと消えてなくなっていく、そんな感触を覚えた…。

病院に行くとまだ面会は出来ない、とのことだった。抗うつ薬、抗不安薬とともに、血圧降下剤の一種であるβ-ブロッカー（手の震えを抑える効果もあるため使用されていた。当時、Lobin さんはストレスによる身体化症状である手の震えのためにカルテや処方箋を書くのも苦労していた）など危険な薬もあり、合計 200 錠以上服用しており、しかもワインと一緒に飲んでいるため吸収が早く、かなり危険な状態であるということを主治医から聞いた。結局 Lobin さんが目を覚ましたのはそれから 3 日後だった。

幸いにして身体的にはその後の経過は良好だったが、精神的問題が心配だったため、しばらく精神科医のいる総合病院に入院することになった。この時本文中にもあるが、それまで親友と思っていた女性の友達とメールのやりとりで重大なトラブルが生じた。そのやりとりを見せてもらい、相手のおかれている状況や心理を推察することができないという自閉症的な特徴が、はっきり示されていることに気付いた。

…やはりこの人は「自閉症」なのか？

それまでも、確かに当事者たちの手記の記述と一致する部分が多く、その傾向はあるのかもしれないと思っていたが、うまれつきの傾向よりも環境的な問題がもっと大きく作用しているのではないか、と考えていた。これほど色濃く特徴を持っているとは気付いていなかったのである。しかし振り返ってみると、彼女の行動で自閉症の特徴として考えると納得のいくことがたくさん出てきた。ようやく自分も彼女の「自閉症」について、ごく一部分だけであるが、理解できたような気がした。

だが、この時はまだ専門家によって「自閉症」という診断がなされる状態であるとは思っていなかった。当時自閉症の専門家といわれる人たちは、少なくとも我々が住む地方の小都市では、まだまだ古典的な知的障害を伴う自閉症しか頭になく、Lobin さんのように高機能で、さらに対人行動のほとんどが「仮面」というこれまでの概念を覆す状態の人が自閉症と言っても、全く受け入れられず一笑に付されるだけなのではないかと危惧していたのである。坂本先生への紹介が遅れたのもそのためである。ようやく、自分のこれまでの苦しみが「自閉症」という言葉で説明できるかもしれない、という地点までたどり着いたのに、それをもし専門家といわれる人からにべもなく否定されたら、彼女はどうなるだろうか？考えるのも恐ろしかった。

しかしLobinさんは繰り返し、坂本先生と会う機会を作ってほしいと要求した。私は根負けするような形で坂本先生に連絡状を書いた。

*

坂本先生

いつもすいません。精神科の栗田です。

今日ご相談したいことは、共同研究者（私のバンドのボーカルでもあります）のLobinの個人的な問題です。

本人がどこまで話すかわかりませんが、幼いころから周囲との関係がうまくいかず、ときどき急激に死にたいという気持ちが高まるようなのです。最近、高機能自閉症の本をたくさん読んでいて、特にドナ・ウィリアムズの本を読んで自分にとても近いものを感じ、自分も高機能自閉症なのではないかと思っているようです。

私から見るとその傾向は確かにあると思うものの、診断基準を満たすかどうかは定かではありません。本人はドナ・ウィリアムズの本に倣って「仮面」という表現をしますが、ごくごく一部の人の前でしか本当の自分を見せないし、外見から内面が非常にわかりにくい人です。だから一般的には少なくとも外見上は、自閉的傾向はわからないと思います。しかし本人は、自分の問題の根源にあるものがようやくわかったような気がしていて、それを今後の生きるよりどころにしているようなのです。

おそらく先生に自分が高機能自閉症であるかどうかのご判断を伺うのではないかと思います。可能であればできるだけ本人が傷つかないような表現でお話いただければ幸いに存じます。

まことに面倒なお願いで恐縮ですが、ご高配のほどよろしくお願い申し上げます。

*

私は坂本先生が、本人に否定的なことを言ってしまうのではないかと恐れていた。坂本先生は以前からの顔見知りで、自閉症に詳しいことは知っていたが、ほとんど話をしたことがなく、どういう人柄なのか知らなかった。というか、私は坂本先生をその風貌や服装から、ちょっと攻撃的な人ではないかと勝手に思い込んでいた。

初めての面接のときの状況は、Lobinさんが書いている通りである。彼女は自分で運命をつかみとったのである。坂本先生は私が考えているよりもはるかに優しく、深い経験を持つ人だった。彼女の持つ世界を壊すことなく、そのまま受け入れてくれた。この本の中でも特に感動的な場面であると思う。この日が彼女の言う「第一の誕生日」となった。

坂本先生との初めの面接で特に印象的だったのは、「心の理論課題」である。どのようなものかは本文にもあるため詳述を避けるが、一言で言うと絵を見て登場人物が何を考えているかを答えるという検査で、小学生でも簡単に解けそうなものだった。ところが彼女は解答するのにとても時間がかかり、いろいろと悩みながら問題を解いているようだった。しかも適切な解答ができていない問題も多かった。彼女の知的能力の高さを知っているだけに、この姿は衝撃的だった。自分がいかに彼女の表層——仮面の部分——だけを見ていたかが、このとき実感としてわかった。

坂本先生と出会った後、Lobinさんはコミュニケーションの手段として筆談をはじめた。本人の手記にある通り、本当の自分のままで何かを伝えようとした場合、話し言葉ではどうしても「仮面」になってしまい、自分ではなくなってしまうため、筆談が必要ということであった。これはLobinさんの他の自閉症スペクトラムの人と違う重要な特徴の一つであり、「本当の自分」を取り戻すことがどれほど困難であるかを示すものだと思う。

これについては最初、戸惑いがあった。言葉で話をしていたものが話さなくなったことで、これまでよりも障害の部分が大きくなったように感じ、はたして方向としてはこれでいいのか不安になったのである。実際には、彼女は筆談をはじめたことで、仮面を使わずに人とコミュニケーションができることの喜びがわかり、精神的にずいぶんプラスになっていった。筆談は、本当の自分を保つためには不可欠のものだったのである。
これは教育や医学の専門家が陥りやすい間違った考えの一つの典型例と言える。専門家は獲得された能力が失われることが、とても大きな損失として考えてしまう傾向がある。実際には能力が失われたわけではなく、本当の自分を保つために必要な代替方法を獲得したのであるが、そのことが想像できないのである。自閉症スペクトラム障害の3つ組の症状の一つに「社会的想像力の障害」があるが、我々が自閉症者の世界を理解しようとするときも、まさにこの想像力の問題によって、正しい理解が得られないことが多い。自閉症者からみると、我々の方が想像力に問題があると感じられることもあるのかもしれない。

現在Lobinさんは私と話をするとき、同業者や音楽関係の集まりでは普通に会話を行うが、本来の自分として接するときには、前述の特殊な色つきグラスをかけて、筆談でコミュニケーションを行っている。また筆談が使えない環境のときには、身振り手振りで私に何かを伝えようとすることがある。しかし、色つきグラスで顔の表情は隠れてしまい、筆談なので声の高さや抑揚もわからず、特にジェスチャーとなると何を表現したいのかわからないことも多かった。一生懸命私に身振りで何かを伝えようとして、それが伝わらなかったとき、Lobinさんは、極端な怒りと悲しみを示すことがあった。彼女にとって、本当の自分の状態で、伝えたいことが伝わらないことの悲しみはどれほどのものか、想像に余りある。自分もなんとかわかってあげたかったがどうにもならず、強い無力感に襲われた。
しかし考えてみると、この時の私の状況がLobinさんたち自閉症の人たちにとっては日常のことであるのかもしれない。相手の表情や言葉から、大事な情報を読み取ることができず、相手の真意を測りかね、薄氷を踏む思いで日々を過ごしている……。自閉症の多くの人が不安やうつの強い状態に陥るのも無理もないことなのかもしれない。
(ちなみに坂本先生はLobinさんの身振り手振りもちゃんと理解できているようである。長い間自閉症者の支援を続けてこられて、自閉症を深く柔軟に理解されていることが、それを可能にしているのだと思う。最近Lobinさんは携帯用の絵カードを自作してコミュニケーションの補助具として使っているため、全く話が通じていないことは少なくなった）。

坂本先生との出会いの後も、彼女は様々なことで不安定になり、時にひどい自傷を行うこともあった。ご主人を含め、いろんな人との別れがあり、またそれ以上に実りの多い出会いを経験した。

考えてみれば、「最終兵器」以前は、私は彼女を支えるために、ロンリーバトルを繰り広げていたような気がする。現在彼女の魂の最も深い部分は、坂本先生によって支えられている。また仮面ではない本当のLobinさんを、そのまま受け入れてくれる人たちも少しずつ増えてきている。家族の問題など、まだまだ問題は山積みの状態であるが、以前に比べるとずいぶん安定した状態が続いており、調子を崩しても以前よりは回復が早いように思える。それもやはり彼女の自閉症としての特性を理解し、それに合わせた支援がなされているからであると思う。以前は私がいくら薬物療法や心理的サポートを行っても、その特性が理解できていなかったために、彼女の自己否定、死への希求を止めることができなかった。このことを考えるたびに、人間は理解されるということがどれだけ大切であるかを思い知らされる。そしてなぜもっと早く気付いてあげられなかったのか、と思い、胸が苦しくなる。

彼女の障害がわかりにくかった理由として、一つは記憶力が高いため、頭の中に様々な対人場面に対応するストックが無数にあり、それによって状況が十分把握できていなくても、条件反射的に一見適切にみえる対応ができたのではないかと思う。前にも書いた通り、Lobinさんはむしろ社会的能力が高いようにみえることもあったが、それはこのような能力によって補われていたのだろう。彼女と接していると、その記憶力の高さに驚かされることがたびたびある。中学、高校のころは本人の表現によると「人間コピー機」で、完璧に教科書を暗記していたようだ。特に中学時代は意味もわからず暗記だけで、試験で高得点をあげていたということである。おそらく多くの部分を視覚的な記憶としてストックできていることが、記憶力の高さの理由なのだろう。以前ウェクスラー式知能テストを行っていたときに、数唱の問題で順唱よりも逆唱の方が高い桁までできていた（逆唱は満点だった）。普通は逆のことが多いので興味を持って尋ねてみたところ、最後の方に聞いた数字ほど思い浮かべやすいので逆唱の方がやりやすい、という返事であった。このことから、Lobinさんの中では通常と異なる記憶の機序——たとえば数字を視覚化して認識し記憶する等——が存在するのではないかと推測した。Lobinさんは自分が読んだ本や漫画について語るとき、非常に視覚的な表現をするため、聞いている方はそれを映像や画像として観たような気になってしまう。このような視覚的に認知・記憶する傾向の強さが、お気に入りの人物やキャラクターを映像的に取り込み、ファイル化して、「仮面」の形成を促進させたのではないかと思う。また視覚的記憶がフラッシュバックとしてLobinさんを苦しめたことも多かったのではないかと思う。

もうひとつの発見が遅れた原因は彼女が受動型であったということだろう。相手の状況がわからず、目を瞑ってジャンケンをしているような状況で、相手の言われるままに「はい、はい」と返事をしているしかなかったのかもしれない。この傾向も「仮面」での「自動操縦」の状態を加速していったのではないかと思う。

私は今もLobinさんの「やっかいごとよろず引き受け業」をやっている。おそらく今後もずっと続けていくだろう。坂本先生をはじめとした支援者も増えてきて、自分一人で何でも対応していたころに比べると、すごく気が楽である。しかし、繰り返すが「なぜもっと早く気付いてあげられなかったのか」という後悔の念は今も強い。

私は当時、自閉症という診断を受けても、本人には何のメリットもないものと考えていた。レッテルをはられるだけで、有効な治療薬もなく、さらに絶望感が増してしまうのではないか、と。しかし、それは間違いだった。診断を行うことは、それ自体が目的ではなく、その人を理解してあげるためのものだと今では思っている。本文中、繰り返しLobinさんが言っているように、できるだけ早く見つけてあげて、その人に合った支援を考えてあげることは、とても重要だと思う。

現在Lobinさんは、自閉症の家族会で、自閉症者の世界と外部の世界をつなぐ「通訳」として、重要な役割を果たしている。我が子の心を少しでも理解したいと切望し、それがかなわず悲しい思いを繰り返し味わっているお母さんやお父さん方にとって、彼女が代弁する子どもの言葉は、深く強く胸にしみとおるようである。彼女は親と子、我々と自閉症者の世界をつなぐリングであり、また彼女自身も、坂本先生と私という２つのリングで、この世界とつながっている。

自閉症スペクトラム障害の人々と我々との間には、お互いに想像力の及びにくい領域がある。支援者や専門家を長くやっていても、どうしても埋めがたい溝があることを感じる瞬間はあると思う（私も未だにLobinさんから「わかっていない」ことを指摘されることがよくある）。しかし、このことを十分理解したうえで、それでもなお我々はお互いの手を伸ばし、指先が触れるか触れないかわからない状態でも、決して諦めず、そのつながりの輪を広げていくべきではないかと思う。

「最終兵器」の話から早くも数年の時が流れ、自閉症スペクトラム障害についての理解は大きく変わりつつある。たくさんの当事者の手記や解説本が出版され、精神科の学会でも、この問題が取り上げられることが過剰なほど増えてきた。その一方で、Lobinさんに近いタイプの、受動型で仮面を形成してしまっているタイプの自閉症者については、未だに十分な理解がなされていないのが現状ではないだろうか？

この本が、すべての理解されにくい自閉症スペクトラム障害の方々の役に立てば、と心から思う。

栗田

Lobin さんに学ぶ――Lobin さんのセラピストとして

1．カナータイプの自閉症の精神科医が書いた本の貴重さ

私は Lobin さんにこれまで関わらせていただいたセラピストの坂本です。ここで私から、この本がいかに貴重なものであるかをお伝えしたいと思います。

この本は高機能自閉症の診断を受けた Lobin さんが、生い立ちから現在までのエピソードを元に自閉症スペクトラム（ASD）の人を取り巻く人々に向けた願いを書いた本です。本の中には Lobin さんの壮絶な人生がありのままに書かれています。悲しくなるような内容がたくさん出てきたと思います。それだけに、ASD の人が抱えている本当のつらさが理解できたと思います。読者は、他の ASD の人に Lobin さんのような思いをさせてはならないと思えたはずです。それは Lobin さんがこの本を通して訴えたかったことです。Lobin さんは自分の体験を知ってもらうことで、ASD の人が感じていること、思いがけないところで苦しんでいることに気づいてもらいたい、そして、ASD の人が周囲の人に望んでいることを正しく理解してほしいと願っています。それによって多くの ASD の人が救われることを望んでいるのです。

最近、ASD の当事者の本はたくさん出版されるようになりました。でも、この本はそのような中でも特に貴重なものだと私は思っています。

その理由の一つは、著者の Lobin さんが精神科医であることです。精神科医である Lobin さんはご自身の ASD、二次障害であるうつや解離様の問題について専門的視点からの考察を加えられています。このように精神医学を専門とする現役の医師が自己の障害について分析を交えて述べた本は他に類を見ないと思います。

もう一つの理由は、高機能ではありますが、カナータイプ（自閉症の中で

も言語発達の遅れが目立つタイプ）の自閉症の人が書いた本だからということです（但し，Lobin さんのように言語が正常域まで発達する人もいます。それでも言語能力は視覚認知能力よりも相対的に低い傾向が見られます)。最近出される当事者の本はアスペルガータイプ（ASD の中でも言語発達に大きな遅れがないタイプ）の人が書かれたものが多いと思います。アスペルガータイプの人の方が言語発達の問題が少ないですから、文章を発表している人が多いのは当然のことでしょう。もちろん、アスペルガータイプの方が書いた本はカナータイプの人の支援にも役立つ情報が多く含まれていますが、Lobin さんはそのような本の内容の一部に違和感を覚えたことがあったようです。Lobin さんによると典型的なカナータイプの人には、アスペルガータイプの方とは異なる困難があるようです。そのため Lobin さんはカナータイプの中で言語表現ができる者の一人として情報を発信しないといけないと思っていたようです。私も、Lobin さんは、典型的なアスペルガータイプの人とは、異なる特性を持っていると思います。例えば、Lobin さんの物への関わりや感覚刺激を得ることへの没頭は、典型的なアスペルガーの人とは違うと感じさせます。感覚遊びに没頭する Lobin さんは年少のカナータイプのお子さんの姿を彷彿させます。

カナータイプの自閉症とアスペルガータイプは連続線上の障害ととらえられていますが、双方の典型例では特性が異なると感じることがあります。そのため、私達 ASD の人を支援する立場の者は様々なタイプの ASD の人のことを知る必要があると思います。このようなことから、私もカナータイプの Lobin さんが自分について語っていることは大きな意義があると思っています。

私は Lobin さんがこの本で語ってくれたことを他の ASD の人の支援に役立てる必要があると思っています。そのため、ここで少し紙面をいただいて、Lobin さんと私の最初の出会いから現在までの関わりの中で気づいたこと、私達が学ぶべきであると考えたことをお伝えします。

2．Lobin さんとの出会い

Lobin さんには栗田先生のご紹介で初めてお会いしました。栗田先生から

Lobinさんに自閉症の特性があるのかどうか見てほしいとのことでご紹介をいただきました。精神科医の栗田先生がおっしゃるので、ASD以外の精神疾患では説明がつかない状態であるだろうし発達障害の問題があるのかもしれないとは考えました。しかしそう考えながらも、実はLobinさんにお会いする前には、その可能性には懐疑的な思いを持っていました。その理由はLobinさんが精神科医であると聞いていたことにありました。精神科医はASDの人にとって最も向かない職業の一つであると思います。その仕事において、ASDの人の苦手領域である相手の心情を察知するスキルは欠かせません。私はもともと小児領域が専門でASDの子どもたちに関わってきていましたが、その子どもたちが将来精神科医の仕事に就くことなど、考えたこともありませんでしたし、不可能であると思い込んでいました。私がLobinさんにお会いしてもあまりお役に立てないのではないかと正直思っていました。

ところが、実際にLobinさんにお会いしたところ私の思い込みは崩れ去りました。Lobinさんには自閉症の印象が明らかに見られました。アイコンタクトが取れないわけではないが、何か違う。表情がとても硬い。初対面の緊張というだけでは説明できない雰囲気を感じました。その時に実施した高次心の理論検査でも、びっくりするぐらい典型的な自閉症の人に見られる解答が見られました。私はその時にLobinさんに「典型的な自閉症です」と言いたかったのですが、私達セラピストは診断を付けることを許されていません。そこで早速、近県の大人のASDの臨床経験が豊富な医師のところに行ってもらい診断を付けてもらいました。

それから、Lobinさんとの関わりは始まりました。

3．Lobinさんの自閉症

本文中でLobinさんご自身からLobinさんの自閉症についての説明がありましたが、ここで私の視点からLobinさんの特性をまとめてみたいと思います。

Lobinさんは自閉症の特性が認められます。自閉症とはよく知られている通り、「対人相互反応の質的な障害」、「意思伝達の著しい異常またはその発達の障害」、「活動と興味の範囲の著しい限局性」が小児期から現れる発達障害です。言うまでもありませんが、自閉症の原因は脳の機能障害です。最近の脳科学研究でも、共感性、社会的行動に関わる脳領域の活動異常や神経伝達物質の代謝の問題などが報告されています。自閉症の人の知能には、重度の知的障害から非常に高いレベルまでばらつきがあります。自閉症の中で知的障害を伴わない状態を高機能自閉症と呼びます。Lobin さんは IQ130 という非常に高い知能をお持ちですので高機能自閉症であると言えます。前述したように知能が高いとはいえカナータイプの自閉症であると考えられます。

そして、Lobin さんは受動型の自閉症の特性があります。受動型とは、自閉症の研究者として高名なローナ・ウィングが述べた自閉症のタイプの一つです。このタイプの人は、他の人の指示に従順に従うことが多く、自閉症の中では社会適応能力が高いと言われることがありますが、その特性ゆえの問題もあります。受動型の人の多くは自分の思いや要求を表現できなかったり、表現しようとしなかったりします。嫌なことも指示されると拒否せずにやってしまうことがあります。そのため、ストレスをため込むことが多いようです。そして、受動型の自閉症の人の中には周囲に合わせた行動をとろうとして、表面的に表情や行動を取り繕う人がいます。25 ページにあるような Lobin さんの表情づくりも受動型の特性が影響した行動だと思います。

ASD の例にもれず Lobin さんも心の理論の障害が認められます。心の理論の障害による対人関係の問題のエピソードが 12 ページに出てきています。知らないグループの中に入ってあだ名を言ってしまったことや、欲しくもない贈り物をなぜ他の生徒がくれるのか理解できなかったことなどが書かれています。このような問題は、Lobin さんの毎日の生活の中で頻繁に起こっていたと思います。Lobin さんは悪気はないのに相手から見ると配慮に欠けた行動をとってしまい、相手を不快にさせてしまうことが今でもあるようです。そして、心の理論の弱さは騙されやすさにもつながっていたようです。本文の中には Lobin さんが元夫から金銭面でずいぶん利用され続けてきたことが書かれていますが、言葉巧みに虚言を並べられると心の理論の障害がある Lobin さんは、それを見抜くことなどできなかったのだと思います。

それからLobinさんは抑うつ（気分障害）を伴っています。自閉症の成人の多くは、気分障害や不安障害を伴います。最近の研究では、高機能自閉症スペクトラム（自閉症とその関連症候群）の成人の50％以上に気分障害や不安障害が併発していることやアスペルガー症候群（自閉症スペクトラムの中で知的障害や言語発達の遅れが顕著でない状態）の人の70％が抗うつ薬を服薬していることが報告されています。Lobinさんもそのような抑うつの問題を持ちあわせている中の一人と言えます。

また、Lobinさんには解離様の問題が見られます。Lobinさんは日常の多くの場面では話し言語によるコミュニケーションをとっています。仕事中もしかりです。ところが、栗田先生や私の前では喋らない筆談で意志を伝えるLobinさんになります。Lobinさんによると本来の自分は喋らない状態の時だそうです。仕事をしている時や私達以外の人と交流している時には喋って意志を伝える別の人格すなわち仮面が表に出ているそうです。Lobinさんは仮面をかぶっている時の記憶は鮮明で仮面がやっていることを後ろから見ている状態だそうです。典型的な解離性障害の人に見られるような別人格の時の記憶の欠落は見られないようです。栗田先生の記述にも書かれていますが、このLobinさんの状態はDSM-Ⅳ等の医学診断でいう解離性障害の範疇に含まれるのか疑問が残っています。

Lobinさんの仮面の状態を解離性障害とすべきか否かは検討する必要があると思いますが、以前から自閉症スペクトラムの人の中には解離性障害を併発する人が定型発達者よりも高率に存在することが指摘されています。また定型発達で解離性障害のある人では虐待の既往がある場合が多いものの，自閉症スペクトラムで解離性障害のある人では、定型発達の人ほど虐待の既往の比率が高くないことも報告されています。Lobinさんの仮面になる状態になっていった経過は、虐待がなかったのに解離を起こしてしまう自閉症スペクトラムの人の経過を説明する一例になっているのかもしれません。

7ページにも書いてあるようにLobinさんには、視覚過敏や聴覚過敏など感覚過敏の問題が見られています。感覚過敏はASDの人の生活を大きく阻害することがあります。例えば騒音に耐えられないために学校に行けなくなっている聴覚過敏のある ASD 児や、視覚過敏のために蛍光灯の部屋にいると頭痛が起こる ASD 児がいます。多くの ASD の人がそうであるように Lobin さんにも感覚過敏があり、それが生活上の問題となってきたようです。視覚過敏、聴覚過敏、触覚過敏などがどんなに当事者にとってきついものか、更にそれを表面的には過敏反応として見せないようにして過ごしているのはどんなに大変なことかが本文から読み取れたと思います。

なお、Lobin さんは、感覚過敏だけでなく、感覚刺激に気づきにくいという問題もあります。Lobin さんはトイレに行くタイミングが自分の身体感覚ではわからないことを述べています。また、Lobin さんは自分の身体の大きさが実感としてよくわからないということを以前話していました。これらのことから、Lobin さんは身体感覚が認識できないことがあることが想像できます。これには Lobin さんの注意の問題が影響しているかもしれません。つまり、視覚情報などに注意を向けると体の感覚に対する注意が低下してしまい、結果として下腹部の膨満感や身体イメージが認識できなくなるのではないかと推察されるのです。

また、Lobin さんはある種の感覚刺激に没頭しやすい傾向があります。面談の時によく、ライトがついたファンがくるくる回る扇風機のおもちゃや光るライター、カラカラと音がするおもちゃなどを持参されてきます。そして、周囲が騒々しい時などにそれらのおもちゃの刺激に没頭していることがあります。不快な刺激から自己を防衛するために好きな刺激に没頭しているようです。

ここで述べた感覚の問題は自閉症の人に高頻度に見られる問題です。Lobin さんには自閉症の人に特異的な感覚の問題が見られます。

以上のように Lobin さんは典型的なカナータイプの自閉症の様相を示していると言えます。

4．Lobin さんとの歩みから学んだこと

Lobin さんはよく「こんな思いをするのは自分だけでいい、他の自閉症の子どもたちが同じ思いをしないように自分が役に立ちたい」とおっしゃいます。私もそのお手伝いができればと思っています。そこで、Lobin さんの願

いをかなえるために、私なりに彼女の話からASDの人の支援において重要と思われたポイントを挙げてみます。

■早期の気づき

Lobinさんの記述をお読みになって、おわかりになったと思いますが、Lobinさんは自閉症であることよりも、周囲に自分の特性を理解してもらえなかったことや二次障害を持ってしまったことを憂えています。これは、ASDの人を支援していく際に周囲の人が重視すべき点を教えてくれていると思います。Lobinさんのあまりにも悲しい子どもの頃からの振り返りからは、ASDの文化を知ってもらい、その文化を尊重してもらうことがいかに当事者の切なる願いであるか、そして周囲の人の無理解が生みだす二次障害を防ぐことがいかに大切なのかがひしひしと伝わってきます。

私達ASDの人を支援する立場の者は、Lobinさんの思いを常に思い出す必要があります。Lobinさんの不運は、彼女が自閉症の特性を持っていることに気づかれなかったことにあると思います。もし、早期にLobinさんが自閉症であることがわかっていたら、彼女の人生は変わっていたかもしれません。もちろん、Lobinさんの幼かった頃は自閉症の子どもに対する支援が充実しているとは言えない時代だったかもしれませんが、家族をはじめ周囲の人がその特性を知って対応できただけでも、ずいぶん生きやすくなったのではないでしょうか。もしかすると二次障害を防ぐこともできたのかもしれません。

Lobinさんは、ことあるたびに早期の気づきの大切さを訴えます。そして、早期に障害について周囲の人が正しく理解することが不可欠であることを強調します。支援者はあらゆる方法で早期の気づきができるように努力しないといけません。例えば、健診や保育園・幼稚園での気づきをより推進する必要があります。そして、子どもにASDなどの発達障害の特性が見られた場合には、できるだけ正確に保護者にその状態と具体的な支援方法を伝える必要があると思います。発達障害は親から見て非常にわかりにくい障害ですので、保護者の障害理解が進みにくいという問題があります。それゆえ周囲の人が早めに気づき保護者にわかりやすく伝える必要があるのです。私はよく、健診に関わる保健師の方や保育士や幼稚園教諭の方に、保護者に対して「大丈夫ですよ」と安易に言わないことを勧めています。そのように言われた方が保護者は安心して楽になりますが、それは一時的なものです。子どもの特性を正確に伝えた方が、保護者、子どもの支援になることを忘れてはいけないと思います。

私達はLobinさんのこれまでの苦悩を胸に焼きつけ、ASD児が早期に気づかれ支援を受けられるように努力せねばなりません。

■診断・自己を知ることの重要さ

長年Lobinさんは自分はどこか違うのではないかと悩み続けながらもその明確な理由がつかめていませんでした。それが自閉症の特性があるということが明確になったことで（92ページ）、Lobinさんは落ち込むのではなく納得されています。あたかも、目の前に道が開けたかのような表現をされています。実は、Lobinさんと同じように診断を聞いたことで安心したり、前向きになれたりするASDの人は少なくないのです。

よく、保護者や学校の先生から本人に障害を知らせるべきか否か聞かれることがあります。本人に障害を伝えるための前提条件はいくつかありますが、私はASDの場合、本人にその障害特性を知ってもらった方が良いと思っています。本人にASDの診断や自身の特性をわかってもらうことができれば、その後に必要な支援を受け入れてもらいやすくなることが多いのです。

■通訳が必要

本文中にLobinさんが「通訳」が必要であるという言葉に納得された場面が出てきました。これはASD文化と定型発達文化という異文化の橋渡しをするという通訳です。ガイドと言っても良いかもしれません。ASDの人には定型発達文化がわかりにくく、それを教えてもらわないとわからないでしょう。一方、後述しますがほとんどの定型発達者はASD文化がわかりません。そのため、双方向の理解のずれが起こってしまいます。ASD者と定型発達者の間には、お互いの文化をわからないがゆえの行き違いや交流の難しさが、どれだけあるのかわかりません。やはり、双方の文化を熟知し双方に説明できる通訳またはガイドが必要なのです。

私は、通訳やガイドを専門家だけがするものではないと思っています。家族や学校の先生など、ASDの人の生活に密接に関わる人がその役を担えるようになることが理想だと思っています。ASDの人を取り巻く人がASDについて深く学び、常に理解しようとする姿勢を持ち続けることで、それが可能になるのではないかと思います。

■定型発達の視点で見えることの限界を知ること

ASDの人が社会場面で適応しているように見えて、実は表面的にしか適応できていないことがあることにも気づく必要があります。多くの人にはLobinさんが一見社会生活を難なくこなしているように見えますが、それは仮面をかぶって何とかやっているような状態でしょうから、けっして問題がないとは言えません。

不快なことがあっても、その問題の存在に定型発達者は気づけない可能性があることを知る必要があると思います。ASDの人の中にはLobinさんのように情動と表情がずれている人がいるのです。そのような人は嫌なことがあっても不快な表情をしないために周囲の人からそれがわかってもらえません。定型発達の考え方としてありがちな、「嫌な顔をしていないから大丈夫」という考えは危険です。ASDの人に接する人は常に、彼/彼女らが不快なのに表情にそれが出ないかもしれないと考えながら接することや、落ち着きのなさ、癇癪の起こりやすさなど、表情とは別の角度からASD児者の情動(心)を読み取る姿勢をもつことが必要となります。

■定型発達者の心の理論の障害を知ること

本文中にはASDの人に定型発達文化に合わせることを強要することから起こる弊害が述べられていました。Lobinさんから定型発達の人とASDの人のお互いの文化を共有するための歩み寄りが必要であることと、どこまでその文化に踏み込んで良いのか考えねばならないことに気づかせられたと思います。よくASDの人は心の理論の障害があるために、他者の考えが読めなかったり読み間違えたりすると言われます。それによって定型発達の人が期待するような対人交流や社会的行動ができないことがあります。そして、定型発達の人はASDの人の心の理論の障害を問題視します。ところが、他者の考えが読めないという問題は定型発達の人がASDの人の考えを読み取る時にも起こりえることです。定型発達の人の多くはASDの人の考えを読み取っておらず、ASDの人が自分と同じ情報のとらえ方、感じ方をしていると思いがちです。実は多くの場合、定型発達の人が、ASDの人が自分達とは違うとらえ方をしていることに気づけず、気持ちや考えの読み取りのずれを起こしているのです。

定型発達の人の多くは、定型発達文化にASDの人が合わせることを期待します。もちろん、それができるようになることを目標にしてASDの人に指導することも必要でしょう。ところがASDの人は定型発達文化に合わせることに非常に大きな困難を伴っています。やはり、定型発達の人がASD文化に歩み寄ることが必要なのです。

■ ASDの人がASDの人を相手とした心の理論は高いことがある

Lobinさんを見ているとASDの人の心の理論の障害は、とりわけ定型発達の人に対して出やすいのではないかと感じます。Lobinさんは日常生活場面で、定型発達の人に起こりがちな考え方や気持ちが十分読めないことで苦労しているようです。ところが、LobinさんはASDの人が考えていることや気持ちはよくわかるようです。Lobinさんのように他者には自分とは異なる考え方や感じ方があることがわかっているASDの人は、他のASDの人の考えを読むことに関しては、定型発達者よりも優れていることが多いのではないかと思います。したがって定型発達の人は、ASDの人の行動の背景を理解するためにLobinさんのようなASDの人の説明をしっかり聞き入れることが必要だと思います。

■ ASD向けの教育が必要

特別支援教育が始まって、少しずつ学校の中での支援体制は整ってきており、Lobinさんの子どもの頃とは、先生方の関わりは雲泥の差であると思います。私の勤務する地域では小学校の先生方の発達障害への理解がかなり進んでいます。学校の先生が二次障害のきっかけを作ったという話は、最近では聞くことが少なくなってきました。Lobinさんも現在であれば学齢期に特別支援対象児となったかもしれません。ただし、特別支援教育が推進されている現在でも、多くの学校ではASD向けの教育が十分と言える段階までは行っていないでしょう。学校の先生方がこれからASDの生徒の教育をどうしたら良いのかLobinさんの記述に学ぶべきことは多いはずです。

現在、特別支援教育が広まっていっているといってもASD児に対しても学習指導が中心となり、社会性の問題に焦点を当てている先生はまだ少ないように思います。学校では国語、算数などの教科学習には熱心であっても、見知らぬ子どもには馴れ馴れしく話しかけない方が良いとか、友達同士の秘密を守るという暗黙のルールがあるとか、プレゼントをもらったらそれが欲しくなかったものであっても感謝の気持ちを表現した方が良いことなどは教えないでしょう。このような常識的ともいえる行動はほとんどの子どもたちが社会経験の中で誰が教えるまでもなく覚えてしまうことですので、先生方が教えないのも当然なのかもしれません。しかし、多くの本にも書かれているようにASDの人には他者の気持ちや社会常識、ソーシャルスキルを教えることが必要です。ASDの人に定型発達の子どもが直感的に気づくような他者の気持ちや社会常識を教えることは不可欠です。ASDの生徒の教育においては教科学習よりも社会性の教育の方が優先度が高くなることが多いと思います。

なお、社会性の教育をする場合にどのような教育手段を用いるかということも考える必要があります。多くのASDの人はLobinさんと同じように視覚情報の方が理解しやすいので、社会的教育を視覚情報を使ってやっていくと良いと考えられます。例えば、文字による文章で社会通念などを教えるソーシャルストーリーというものがあります。これを使ってASD児者に日常の細かいことを教えていく必要があると思います。ソーシャルストーリーはLobinさんも効果を認めているものです。

Lobinさんに対するアドバイスの際には文字のインパクトを考慮しています。通常、私からのアドバイスは、話し言葉を使っていますが、強力な指示が必要な場合はメールで栗田先生を通じて伝えてもらっています。例えば、以前Lobinさんは一旦飲み会などに行くと次の日のことを考えたり、身体の疲れを気にすることなどができなくなったりしてしまい、朝方まで帰らないなど無理をしてしまうことがありました。そのような時には飲み会のことに集中し他のことが考えられなくなっていたのではないかと思われます。いわゆるシングルフォーカスになっていたのでしょう。よって、私達が早く帰るように指示していても、その時には思い出せないようでした。一方、文字で「○○時に帰ってください」と伝えると、Lobin さんには視覚情報が強力にインパクトを与えますのでその指示に沿って行動することができやすくなります。やはり、文字による文章は ASD の人の支援に適宜活用すると良いと思います。

■いじめを防ぐ

Lobin さんの記述でよくおわかりになったと思いますが、ASD の人は容易にいじめの対象になります。一旦いじめの対象になってしまうと社会的能力の障害を持つ ASD の人にとってはなす術《すべ》がありません。学校であれば、教師が毅然とした態度でいじめに対処するしか解決の道はないでしょう。ところが、Lobin さんの記述には教師がいじめを黙認していたことが書かれていました。Lobin さんが受けたいじめは今でも大きな傷を残しています。いじめは二次障害の元になっています。もし、本当に Lobin さんがいじめを受けている時に教師が黙認していたのであれば、強い憤りを覚えざるを得ません。

ASD の子どもが受けるいじめへの対処は今も大きな課題です。「いじめは子どもたちの間ではあるのが当然」、「いじめられる側が解決すべき」、このような考えが教師にあると ASD の子どもが受けているいじめは解決しません。周囲の大人が、いじめは絶対に許さないという態度で積極的にその防止に取り組む必要があります。これはもちろん、大人の ASD の人が受けるいじめについても同じことです。

■ ASD 向けの教育に終わりはない

定型発達の人であれば、ある程度社会生活をすると自分で常識的行動を考えることができるようになります。それは相手の心情を把握できると共に、自己の言動を客観視することができるからでしょう。自分が発した言葉の後に相手が不快な顔になったら、自分の言動に何か落ち度がなかったか考え、それに気づいたら自己修正ができると思います。それはメタ認知がしっかり機能しているからこそできることでもあります。

しかしながら、Lobinさんをはじめ ASDの人はメタ認知が十分でないために自己の言動に問題があっても、それに気づくことが困難です。仮にその問題に気づいても相手の心情を察知することが苦手なので、社会的に適切な方法に自分で修正することは難しいと考えられます。やはり、ASDの人には定型発達者がその言動について客観的視点から修正点を教えていくなどの社会教育が必要と言えます。そして、それは大人になっても継続する必要があります。

■二次障害への対応

Lobinさんのように ASD成人の多くは二次障害を持っています。早期に ASDの特性に気づかれなかった人達の中には、深刻な二次障害を負ってしまった人が少なくありません。前述のように先行研究でも高機能 ASDの人は気分障害（抑うつなど）、不安障害などの精神疾患を有する確率が高いことが示されています。よって、成人期の ASDの人の支援では、二次的な精神疾患への適切な対応が求められることが多々あります。そのため、支援者は精神疾患への対応について知識を深め、それらが ASDと組み合わさった時にどのような対応をすべきなのかを考える必要があります。思春期・成人期の ASDの人の場合、うつなどの問題の程度、変化に応じて指導内容を臨機応変に考えることが求められます。二次障害がある思春期・成人期の ASDの人を支援するためには、専門家が発達障害とそれ以外の精神疾患の両方への対応を熟知せねばならないと思います。今後、その両方の知識を持つスタッフ、小児療育施設と精神科を統合した機能の施設が必要ではないかと思います。

ところで、二次障害のために支援者に対して攻撃的な態度をとってしまう ASDの人もいます。それが、過去のいじめられ体験に基づく反社会的な気持ちが目の前の支援者に向けられたためで、実は目の前の人への怒りではないことがあります。そのような ASDの人には時間をかけて社会に対する誤解を解いていくことが必要です。ただし、それは簡単ではありません。やはり温かい心と根気が必要になります。

■ ASDらしく過ごす時間を保障する

「限られたところでしか“私”でいられない私にとって、友人よりも“私”でいられる範囲が広がることが最も幸せな目標です」。Lobinさんはこのように述べていました。Lobinさんは社会参加場面では、表面的に合わせるだけの仮面で適応しているのですが、これは演劇の中で自分とは異なるタイプの人の役を演じながら過ごしているようなものでしょう。疲れないはずはありません。他のASDの人も定型発達文化に合わせるために多大な苦労をしていると思います。ずっと毎日そのような無理をした状態で過ごすことになれば、ストレスで押しつぶされそうになるはずです。二次障害がより顕著になるかもしれません。

やはり、ASDの人がASD世界をその人らしく楽しむ時間を作ることは必要なのだと思います。Lobinさんは栗田先生など自分のことを理解してくれる人といること、光刺激などの感覚刺激を楽しむことがそれに当たるのでしょう。

他のASDの人にもそれぞれがASD世界を楽しめる環境、時間を提供することが必要ではないでしょうか。必要なスキルの獲得だけでなく、余暇時間に心から安心できる時間を持てるように、その子が楽しめるASD世界の遊びを一緒に見つけることは支援者の役割だと思います。

■ 身体感覚の問題

Lobinさんのように ASDの人には、聴覚過敏、触覚過敏などは高頻度に見られます。そして視覚過敏もASDの人の多くにあると思います。定型発達の人であれば何気なく感じるような刺激であっても、ASDの人には非常に不快なものとなることがあります。よって感覚過敏への対応はASDの人の支援において重要な課題です。

しかし、感覚過敏は周囲の人に気づかれないことも多々あります。言葉が出ないとか、他害を起こすなどの問題は親などにも深刻に受け止められると思いますが、感覚過敏はそれほど重視されないことが多いと思われます。ですから、小さい頃から感覚過敏があっても親は気にすることなく、対策を講じないことが多いでしょう。

それでも、周囲にはっきりとわかる感覚過敏は気づかれることはあります。例えば、赤ちゃんの声が聞こえると癇癪を起こすとか、他の人に触れたらパニックになるなど、刺激によって起こる反応が周囲の人に明確にわかる場合や周囲の人が対応に苦慮するような問題につながっている場合などは気づかれることが多いようです。

ただし、刺激が不快であっても表情や行動にそれを出さない子どもの場合は周囲に気づかれないことが多いのです。ASDの人の中には他の人にわかるような不快反応を出さない人がいるのです。Lobinさんもそうだったのではないかと思います。感覚過敏があってもそれを表さなければ、周囲の人にわかるはずはありません。

また、感覚は主観的なものですので、感覚過敏があってもそれが、自分だけが異常反応を起こしていることがわからない人がいます。しかも、幼少期から同じ感覚で育ってきているので、他の人の感じ方を知らなければ自分の感覚だけが異常であるとは気づけないことがあると思います。

なお、感覚過敏を引き起こす刺激の特性のために気づかれにくいものもあります。視覚過敏がそれです。聴覚過敏のように音が鳴った時に現れる問題であればわかりやすいのですが、視覚過敏の場合、一定の視覚刺激が変化しない中で起こっていると思われますので、周囲の人にも本人にもわかりにくいと思います。Lobinさんは、自分が視覚過敏だったとは気づいていなかったけれども、特殊な色つきグラスを使ったことで物がはっきり見え、それまではまぶしくてよく見えていなかったのだと気づいています。このような感覚過敏への気づきやそれへの対応は、当事者からのアイデアが大きなヒントとなります。Lobinさんはドナ・ウィリアムズさんの本から視覚過敏や色つきグラスに関する情報を入手されています。感覚過敏に関しては、親や支援者にはその問題の全容を把握できないことや、外部からその問題をとらえている研究者だけでは対応方法を考えることができないと言わざるを得ません。やはり、当事者に学ぶことが一番だと思いますし、本人も自分の感覚過敏に気づいていないことがあるので、感覚過敏がないかどうか敢えて試してみる必要性があることがわかると思います。

身体感覚への気づきにくさも、ASDの人によく見られる問題であるようです。自己の身体感覚への気づきが弱いASDの人に対しては、それを自覚して生活の工夫をしてもらうことを勧める必要があるでしょう。私はLobin

さんに次のように話したことがあります。「Lobin さんは疲れの感覚もつかみづらいでしょう。だから、自分ではまだまだ大丈夫だと思っていても、身体は疲れ切ってしまっていて次の日に疲労が残ってしまうことがあるでしょう。だから、疲れていないと思っても1時になったら寝るという習慣をつけるべきです」、「自分の身体感覚を頼りに行動を決めるのではなく、時間などの外的基準を用いて行動を決めた方がいいです」と。Lobin さんはこの話を納得しながら聞いてくださいました。同じようなアドバイスが他の ASD の人にも必要となることが多いと思います。

特異的な感覚刺激に対する反応特性に考慮した対応には、感覚刺激を積極的に提供するものもあります。本人が求めている感覚刺激を日常生活のスケジュールの中に組み入れて情動を安定させたり、体調を整えてもらったりするのです。Lobin さんにもそれは取り入れてもらっています。Lobin さんが光や音が出るおもちゃを好んでいることを前述しました。Lobin さんはある種の光刺激を得ることで落ち着くことが推測されました。そこで、Lobin さんにスヌーズレンという手法で使う光ファイバーがきらきら光るグッズをお貸ししました。すると Lobin さんは非常にそれを気に入りました。ご本人によるとそのような光刺激は気分の安定に役立つようです。

このような本人が安定する感覚刺激を日常的に組み入れたり、不快を引き起こす感覚刺激を排除したりする方法をセラピーの分野では、センソリーダイエットと呼んでいます。ASD の人の生活の安定のためにはその人の感覚特性に応じたセンソリーダイエットも必要になると思います。

■献身的なサポーターの存在

私が Lobin さんに関わって思うことは、ASD の人の生活における献身的で理解のあるサポーターの必要性です。良いサポーターが周囲にいるか否かによって、ASD の人の人生が決まると言っても過言ではないと思います。ASD の人が自立生活を始めると様々な問題に遭遇します。近所づきあい、公共機関の利用、生活スケジュールの組み立て、自己管理、冠婚葬祭など様々なイベントへの参加……、Lobin さんや他の ASD の人を見ていると毎日のように困難に出会って悩んでいることに気づきます。定型発達の人も生活の中で困難を感じることはあるでしょう。しかしながら、ASD の人の毎日の困難は定型発達の比ではありません。やはり生活へのアドバイザー、コーチが必要なのです。

私は栗田先生がいなかったらLobinさんはどうなっていただろうとふと考えることがあります。もちろんLobinさんは今の生活は続けられなかったと思います。もしかすると生きていなかったのではないかとさえ思うこともあります。Lobinさんは私に感謝の言葉を投げかけてくれることがありますが、私がやれていることはほんのささやかなサポートだと思います。Lobinさんの最大のサポーターは間違いなく栗田先生です。

栗田先生は、Lobinさんに驚くほど献身的なサポートをされています。モーニングコール、欠勤時の職場への連絡と仕事の調整、生活上のトラブル（断り切れなかったためにしてしまった契約の解消、自動車の故障）への対応など、親でもやらないような細かい生活のサポートを毎日のようにしてくださっています。私が栗田先生の立場であってもここまではできないだろうと、いつも感嘆しています。この本はLobinさんの適応への歩みが書かれていますが、それは間違いなく栗田先生のサポートがあってのものです。

残念ながら、全てのASDの人が栗田先生のようなサポーターには出会えないでしょう。ただし、この本を読んでいる方が親御さんや支援者であれば、栗田先生を目標にしていただき、部分的にでも（あるいは協力して分担しながら）やっていただくことができるかもしれません。そのため、ここで栗田先生から学んだサポーターに必要とされる要素について述べます。

ASDの人のサポーターには、ASDに関する知識、思いやりの心、根気強さが必要となると思います。それぞれについて述べてみます。

ASDに関する知識：ASDの人はその障害のために定型発達の人が理解できない行動をとってしまうことがあります。それが非常識な周囲の人への配慮に欠ける行動であれば、周囲の人が厳しい非難をしてしまうこともあると思います。例えば、ASDの人が他の人に親切にしてもらったり、フォローしてもらったりしても、それに対して感謝するなど適切な社会的行動がとれないことがあります。Lobinさんにもそのようなことが見られていました。例えば栗田先生が毎日献身的にサポートしてくれていてもなかなか感謝の意を伝えることができませんでした。でも、Lobinさんには悪気があるわけではありませんでした。心の理論をベースにして常識を身につけたり、自分の行動を他者がどのようにとらえているのかを察知しながら、自己の行動を修正したりすることが困難なために一般的な行動ができないことが多かったのだと思います。周囲の人が、このようなASDの人の特性を理解できないとASDの人が非難の対象になることは目に見えています。

思いやりの心と根気：栗田先生のサポートを見ているとASDへの理解だけではなく、先生の人間性が反映された思いやりがある温かく根気強い対応がなされていることに気づきます。やはり、ASDに関する知識だけでは、ASDの人のサポートは成り立たないと思います。Lobinさんの生活スタイルを変えてもらうために先生がアドバイスをされるのですが、Lobinさんがそれを受け入れるまでに時間がかかることがありました。時には栗田先生の対応に対してLobinさんから不満が出てしまうこともありました。でも、栗田先生は諦めることも憤慨することもなく、根気強く丁寧に支援を続けてこられました。多くの人は、支援しているのにASDの人が従ってくれなかったり、反発されたりすると不快な気持ちになって、関わりを避けるようになるかもしれません。知らず知らずのうちに、支援したら相手からの有形無形の見返りを求めてしまっているのではないでしょうか。支援したらお礼を言われて当然であるし、支援者の言うことにはされる側が従って当然と思うこともあるでしょう。しかし、多くのASDの人にとって支援に応じた適切な社会的反応を返すことは難しいことですし、支援されているという立場を意識した社会的行動をとることも困難なことです。ですから、定型発達の支援者が期待するような社会的フィードバックではなく、支援者へ非難など想定外の反応が返ってくることもあります。これはASDの特性を理解することである程度は納得できることかもしれませんが、わかっていても我慢できなくなることがあるはずです。でも、栗田先生は何があっても諦めないという姿勢で根気強く支援を続けられるのです。これにはいつも頭が下がる思いです。

Lobinさんにはこれまで、栗田先生がいかにLobinさんのために尽力してきたかということ、もし栗田先生がサポートしてくれなかったらLobinさんは生活が成り立っていなかったこと、何らかの形で栗田先生に感謝の意を表明すること、などを伝えました。その甲斐あってかどうか、最近はLobinさんの栗田先生に対する不満は聞かれなくなり、栗田先生なしでは生きていけないとおっしゃるようになりました。栗田先生に感謝するという姿勢がより強くなってきました。まだまだ、Lobin さんの仕事が円滑に進められるように栗田先生が職場に根回しをしていたりすること、栗田先生が自分の時間を犠牲にしていることなど、見えないところでの貢献は、Lobin さんにはわかりにくいことがあります。Lobin さんも非常に高機能ではありますが、多くの ASD の人の例にもれず、見えないところでの支援は非常にわかりにくいようです。今後、Lobin さんには栗田先生の見えないところでの動きも含め、献身的な姿勢をより深く理解してもらいたいと思っています。

■ ASD の人が苦手な人・求めている人

時々、ASD の人は対人関係を求めていないと思っている人がいます。もちろんそんなことはありません。慣れない相手だと不安が強く避けてしまう、声が苦手、見た目が苦手などで避けてしまうことがあるのです。苦手となるポイントは定型発達の人とずれていることが多いので、理由がわかりにくいことも多々あります。前述されているように Lobin さんも声が大きい人、エネルギッシュな人、特に女性がだめです。これには感覚過敏なども影響しているのかもしれません。このように、ASD の人に接する人は、性別や雰囲気など変えにくいものもありますが、声の大きさ、トーン、声掛けの頻度、表情など、定型発達の人が気にしていないようなことを相手に合わせて調整して接することが求められることがあります。

なお、Lobin さんはこんなことも述べていました。「……いわゆる友人は特にいなくてもいいと思っています。友人よりも良き支援者、良き理解者が非常に重要です。良き支援者・理解者は親よりも親戚よりもとても大切です。もちろん、親や親類が支援者・理解者の一人となれば、それに越したことはありませんし、友人もしかりですが」。定型発達の人が思い描いている通常の友情を感じられる人よりも、ASD に対する理解ができる人を Lobin さんが求めていることがわかります。以前も、愛情よりも理解が欲しいという ASD の人の話を聞いたことがありました。やはり ASD の人はその特性をしっかりと理解してくれる人を求めているのでしょう。

また、Lobin さんは ASD の子どもの世界に過度に侵入的になるのは危険であることを指摘していました（81 ページ）。定型発達の指導者が考えがちな、慣れさせれば大丈夫、鍛えれば大丈夫という考えで、対人接触を避けているASD児に関わっていくと非常に危険であることがわかります。ASD児の求めている対人関係的距離の取り方に気づき、それに合わせられる関わりが必要と言えます。

■周囲の理解

言うまでもありませんが、これもASDの人の社会適応において不可欠なことです。Lobinさんは現在病院で勤務をされていますが、ASDのことを理事長や院長に伝えて配慮してもらっています。また、フルタイムではなくパートタイムにしてもらい、体調が悪いことが多い時間帯を避けて勤務できるように配慮してもらっています。おそらくLobinさんは毎日フルタイム勤務だと仕事を続けることは難しいと思います。そして周囲の人がLobinさんの状態がわからないと欠勤があった時に厳しく指摘してしまう可能性があります。現在勤務する病院でかなりLobinさんに対して配慮してもらっているため、仕事を続けることができていると思われます。

もちろん、これは病院側が独自に考えたというより栗田先生と私からの提案によってそのような対応をしてもらえるようになったのです。やはりASDの人の特性を踏まえて環境調整するというのは不可欠なことです。

職場において、誰にどこまで理解してもらうのかは検討する必要がありますが、ご本人の特性を何らかの形で理解してもらうことは不可欠だと思います。

5．Lobinさんが思う自分の使命—他のASDの人のために—

Lobinさんは、いつも「自閉症の子どものために役に立ちたい」とおっしゃっています。よく、自閉症の子どもの支援のボランティアができる場がないか聞いてこられます。Lobinさんは他のASDの人のために貢献するということを自分の使命だと思っているように感じます。前述のようにLobinさんは自分と同じような苦しみを他のASDの人に味わわせたくないという思いが強くあります。それがLobinさんを駆り立てているのでしょう。

私達はそのようなLobinさんのご好意に甘えています。この地域の自閉症協会では、カナータイプの子どもの親御さんが中心の座談会とアスペルガータイプの子どもの親御さんが中心の勉強会を行っています。そこにLobinさんは出席し、アドバイザーをしてくださっています。勉強会は、保護者が質問したことにLobinさんが筆談で回答し、それを私が読み上げる形で進められています。Lobinさんのアドバイスは、私が気づかなかった視点からのものが多く、いつもびっくりさせられます。やはり、当事者であるLobinさんからのアドバイスは的を射ており、子どもの側に立ったものです。保護者からもLobinさんのアドバイスは好評で、いつも期待されています。

Lobinさんは高機能タイプですが、コミュニケーションが非常に困難なお子さんの問題について、あたかもその子の心を知っているかのような回答をされます。Lobinさんは感覚遊びに没頭するASDの子どもや何らかの不安があり問題行動を起こしてしまうASDの子どもの心が手に取るようにわかるようです。前述のように、LobinさんのASDの人相手の心の理論の能力は定型発達の人以上だと感じます。それだけにASDの人の行動の背景を深く理解した対応を教えてくれます。

Lobinさんの回答は自閉症の子どもへの慈愛に満ちたものです。彼らの心を踏みにじるような対応は絶対に求めません。多くの場合、子どもの行動には何らかの意味があること、ASD児の反応を待つことの大切さを強調されます。保護者の多くは、それまでASD児の心を汲み取れていなかったこと、大人が自分たちの都合で急ぎすぎた対応をしていたことを反省しています。

なお、Lobinさんが当事者でありながら、精神科医であることもアドバイスの内容が深まる要因になっているように思えます。高機能部の勉強会では、二次障害を持った成人のASD者の保護者もたくさんいらっしゃいます。そのような方から引きこもり、うつ、不安障害など様々な精神疾患を併発しているASD者に関する相談が挙げられます。そのような方の質問に的確に精神疾患への対応も含めて、アドバイスができるのはLobinさん以外いないのではないかと思えるほどです。時には薬物治療が絡んだ相談も挙げられますが、そのような時にもLobinさんは的確なアドバイスをなさいます。

Lobinさんが勉強会でアドバイスをしてくださることで、一番勉強になっているのは私かもしれません。Lobin さんがいない時も、ASD 児の行動を観察したり保護者にアドバイスしたりする時に、Lobin さんのアドバイスを思い出します。大人からの一方的な視点ではなく、ASD 児はどう感じていて何を思っているのだろうと深く洞察する癖がついてきました。Lobin さんには、専門家として大切なことを教えていただいたことに感謝しています。

Lobin さんはこれからも他の ASD の人のために自分の持てる限りの知識と技術を振り絞って貢献してくれると思います。この本にも Lobin さんが ASD の人のために貢献したいという気持ちが込められています。この本を読んだ方には、きっと Lobin さんの思いが伝わったことと思います。

この本が ASD の人の支援に役立つことを確信しています。

坂本

終わりに・・・

この本の企画を戴いてから書き終えるまでに、予想外に長い時間が経ってしまいました。

その理由の一つとしては、私の状態が まだまだ不安定である事が挙げられます。調子の良い時には一気に筆を進められるのですが、一旦 調子が悪くなると何週間も書けない状態が続いてしまったりしました。本文の最後の方で、「仕事を休まなくなった。」と書きましたが、実際の所は つい最近も、どうしても起き上がれなくて仕事を休む事が続いてしまった時期もありました。まだまだ私には自分の状態を摑むという段階は程遠く、坂本先生や栗田先生に代わりにモニターしてもらわなければなりません。でも、この御二人の支援者が常に居る という事だけでも、以前の私からしたら全然 違います。相変わらず波はあるけれど、振子の揺れ幅は、大分 小さくなっていると思います。　又、この期間の間に、私は更にもう一匹 猫を拾い、今では三匹の猫と共に暮らしています。

何より、私にチャンスを下さった協同医書出版社様、この長期間 諦める事なく私たちとのコンタクトを取り続け、多くの助言を戴いた、担当者様には、感謝という言葉では言い尽くせない思いで一杯です。何度も改訂した原稿も素早く読んで下さり、的確なアドバイスを戴きました。特に、私の“拘《こだわ》り”故の我儘《わがまま》を出来得る限り尊重して下さり、決して一方的に訂正するという事はなされなかった。私の第一作目の本を、この様な方々と共に作れた事は、大きな幸運だったと思います。本当に有難うございました。

一番最初のきっかけを戴いたトニー・アトウッド氏には、もう何と言う言葉を使えば良いのか解りません・・・。トニー先生、長い間 何の音信もしていなくて、すみません。先生のお陰で、私の夢の第一歩が叶いました。この本は、先生に捧げます。日本語は解らないでしょうけれど、本が出来たら私の手紙と共に先生に送ります。

今回の本は、結果的に当初の計画とは大分 違ったものとなりました。執筆前の目論見《もくろみ》では、自伝的要素は あくまで本の中の一項目とし、他に各症状についての詳細や具体的な支援の方法、薬物療法等の治療的側面、診断基準や評価尺度 等《など》の学術的要素や それに対する私の意見、又 現在までに私が実際に用いている感覚過敏等への対策、といった内容も盛り込みたかったのですが、実際に書いて行くと自伝部分だけで かなりのボリュウムになってしまいました。坂本先生から出来るだけ多くの人の手に取ってもらうには余り分厚くない本が良いというアドバイスを受け、又、坂本・栗田 両先生から自伝部分だけでも私の言いたい事は十分に伝わるという意見を貰ったので、私としては取り敢えずは“出題編”という形で、今回の本について読者の皆様には捉えて戴きたいと思っています。いつの日か、いいえ近い内に、必ず“解答編”を出版したいと考えており、既に その一部分には着手しているので、興味を持たれた方には今暫く待って戴ければ幸いです。私が本当に言いたい、伝えるべき事は、まだまだ残されていますし、今後 更に増えて行く事も考えられます。この“出題編”だけで終わらせたくはないと、強い意志を持っていますので・・・。　　栗田先生の文に書かれている「自動操縦」という言葉も、私がドナ・ウィリアムズから引用して、よく使っている語です。私の喋り言葉は勿論、殆ど あらゆる動作は“自動操縦”です。歌もピアノも“自動操縦”です。高い所に登ったり、ぐるぐる回っても大丈夫なのも“自動操縦”です。その言動を自分で明らかに意識すると、どれも全く出来なくなるのです・・。こういった所も詳述したかったのですが、紙面の都合上、次の機会になります。

この場を借りて、何人かの人に言っておきたい事があります。

まず、坂本先生と栗田先生へ。
いつも、いつも、私を助けてくれて、本当に、本当に、有難うです。先生たちが居なかったら、私は絶対に生きて行けません。これからも、すみませんが、私を助け続けていて下さい。

私の住む県の自閉症協会の皆様、又、N様、I様へ。
私が当事者として意見を述べる場を設けて戴いて、有難うございます。今では、それが私の生き甲斐となっています。少しでも皆様の、そして何よりASD当事者の方の為に、役に立つ事が出来るなら、私は生きて行こうと、生きなければ、生きたい、と思います。

そして、いつか この本を読む事になるかも知れない両親、特に母へ。
私は、障害に気付かなかったからと言って、あなた方を決して責めていません。この障害は父方の遺伝かも知れないけれど、それも勿論 責めていません。“仮面”にも“私”にも気付かなかった事も、責めていません。何もかも、もう終わってしまった事、仕方の無い事です。誰にも責任なんて、無いのです。 ただ、“私”は、もう、あなたの「いい子」ではありません。あなたのいい子では、もういられない事を、どうか、許して下さい。私は、一人で生きて行きます・・・。

最後に、何と言っても、ここまで、最後まで読んで下さった、読者の皆様に感謝致します。
決して、読み易い本では無かったかも知れません。私が言いたい事を、全て書けた訳でもありません。
それでも、どういう方面でも方法でも構いません。私が今回 書いたものが、色々な人の色々な部分に役立つ事が出来れば、それは私の本望です。
私を反面教師として、どうか皆さん、ASDの方々と共に、困難も勿論ありながらも、一緒に楽しい時を過ごす事を考えてみて下さい。又、限られた時間だけでも良いので、当事者が人目 等を気にせず、本来のASD者で居られる自由な時を、必ず確保してあげて下さい。何も考えずに“自分”で居られる・・・、それが“私たち”の理想の世界です・・・・・。

Lobin H.

無限振子——精神科医となった自閉症者の声無き叫び
ISBN978-4-7639-4008-7

2011年2月10日　初版第1刷発行©
2014年7月30日　初版第4刷発行

定価はカバーに表示

著　　者　Lobin H.
発 行 者　木下　攝
印刷・製本　横山印刷株式会社
発 行 所　株式会社協同医書出版社
〒113-0033　東京都文京区本郷3-21-10
電話 03-3818-2361　ファックス 03-3818-2368
郵便振替 00160-1-148631
URL: http://www.kyodo-isho.co.jp/
E-mail: kyodo-ed@fd5.so-net.ne.jp

装 幀……岡　孝治　　イラスト……Lobin H.